T0224559

Mitarbeitergespräche in der Pflege

Ina Welk

Mitarbeitergespräche in der Pflege

Mit 20 Abbildungen

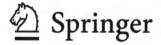 Springer

Ina Welk
Zentrales Pflegecenter (ZPC)
Universitätsklinikum Schleswig-Holstein
Kiel

ISBN 978-3-662-48100-4   ISBN 978-3-662-48101-1 (eBook)
DOI 10.1007/978-3-662-48101-1

Die Deutsche Nationalbibliothek verzeichnet diese Publikation in der Deutschen Nationalbibliografie;
detaillierte bibliografische Daten sind im Internet über ► http://dnb.d-nb.de abrufbar.

Umschlaggestaltung: deblik Berlin
Fotonachweis Umschlag: © Monkey Business / Fotolia
Satz: Crest Premedia Solutions (P) Ltd., Pune, India

Gedruckt auf säurefreiem und chlorfrei gebleichtem Papier

Springer-Verlag ist Teil der Fachverlagsgruppe Springer Science+Business Media
(www.springer.com)

Geleitworte

- **Vorstand für Krankenpflege**

Vorgesetzte und Führungskräfte in der Pflege sind mehr denn je gefordert, neben der Fach- und Methodenkompetenz auch kommunikative Kompetenz zu entwickeln, um die unterschiedlichen Gesprächssituationen zu meistern und z. B. Instrumente der Regelkommunikation (u. a. strukturierte Dienstbesprechungen und Mitarbeitergespräche als Führungsinstrument) zu etablieren. Kommunikative Kompetenz zählt heutzutage in Krankenhäusern zu den wichtigsten Schlüsselkompetenzen von Führungskräften in der Pflege, vor allem im Hinblick auf eine zukunftsorientierte, strategisch orientierte Personal- und Organisationsentwicklung.

Kiel, im Mai 2015
Christa Meyer

Vorstand für Krankenpflege und Patientenservice am Universitätsklinikum Schleswig-Holstein

- **Leitung Personaldezernat**

In Zeiten der steigenden Nachfrage nach qualifizierten Fachkräften ist modernes und flexibles Personalmanagement auch in der Gesundheitsbranche gefragt.

Dabei kommt der Förderung und gezielten Entwicklung von eigenem Personal besondere Bedeutung zu. Dieser Trend nimmt in der Pflege einen großen Platz ein und beschränkt sich nicht nur auf die fachlichen Fertigkeiten. Soft und Social Skills sind gefragt. Die strukturierte, hierarchieübergreifende, aber auch stetig motivierende Kommunikation mit dem Team ist eine Herausforderung, die es alltäglich zu meistern gilt. Das Personalmanagement unterstützt bei der Vermittlung des notwendigen Knowhows zur Lösung dieser Aufgaben. Es fungiert in der Umsetzung der Unternehmensziele als Bindeglied zwischen der Unternehmensführung und den einzelnen Berufsgruppen.

Erfolgreiches Personalmanagement spiegelt sich in der Anerkennung durch die Führungskräfte, aber auch durch die der Mitarbeiter wider. Hier liegt der Schlüssel, um gezielt gemeinsam Mitarbeitergewinnung und -entwicklung erfolgreich zu gestalten. Diese Partnerschaft versteht sich als Basis des Unternehmenserfolges.

Nur durch ständige Rückkopplung zum Personalmanagement sind schnelle Reaktionen auf Einflüsse zur Mitarbeiterführung möglich. Personalmanagement geht nicht ohne Mitarbeiter, das Managen von Mitarbeitern geht auch nicht ohne Personalmanagement.

Kiel, im Mai 2015
Bernd Szczotkowski, MBA
Dezernent (Dezernat Personal) am Universitätsklinikum Schleswig-Holstein

- **Pflegedienstleitung**

Kommunikation, Information und Mitarbeitergespräche sind Kernelemente der Mitarbeiterführung. Sie unterstützen das Unternehmen Krankenhaus u. a. in der Weiterentwicklung strategischer Ziele sowie in der Umsetzung von Personalmaßnahmen und bieten den Vorgesetzten gleichzeitig Informationen über die Mitarbeiterzufriedenheit. Gespräche im Dialog zwischen Vorgesetzten und Mitarbeitern sind ein wichtiges Führungsinstrument zur gemeinsamen Lösungsfindung, insbesondere in Problemsituationen. Mitarbeitergespräche ermöglichen aber auch die Identifikation individueller Fähigkeiten und damit eine gezielte Personalentwicklung (Mitarbeiterqualifikation), fördern die Mitarbeiterbindung, die Arbeitszufriedenheit und stärken die Motivation. Um unterschiedliche Gesprächssituationen professionell zu meistern, ist es sinnvoll, Führungskräfte zu schulen, z. B. um rechtliche Aspekte zu berücksichtigen, Ängste bei den Gesprächspartnern zu reduzieren, die Gespräche zeitlich und inhaltlich zu strukturieren und Ziele und Inhalte der Gespräche ergebnisorientiert klar zu formulieren.

Kiel, im Mai 2015
Haiko Taudien
Pflegedienstleitung Bereich 3 am Universitätsklinikum Schleswig-Holstein

Vorwort

Das Spektrum der Gesprächsanlässe und -situationen im Krankenhaus ist breit gefächert, daher zählt die professionelle Kommunikationsfähigkeit zu den wichtigsten Schlüsselqualifikationen von Führungskräften und Mitarbeitern. Ist die Kommunikation ein Meilenstein in der Umsetzung des Pflegeprozesses, sind Mitarbeitergespräche Bestandteil der modernen Mitarbeiterführung, der Personalentwicklung und der erfolgreichen Zusammenarbeit. Als Führungskraft ist es notwendig, sich mit den Mitarbeitern über Zielsetzungen, Aufgaben, Ergebnisse und Leistungen in einem Mitarbeitergespräch auszutauschen und Entwicklungspotenziale zu identifizieren. Das Mitarbeitergespräch gewinnt einen immer höheren Stellenwert in der Mitarbeiterführung. Der konstruktive Dialog hilft u. a. bei der Konflikt- und Problemlösung, bei der Umsetzung neuer Unternehmensstrategien und bei der Bedürfnisbefriedigung nach Information und Kommunikation unter dem Aspekt der Mitarbeiterzufriedenheit. Die Führungskraft erhält Informationen durch den Mitarbeiter und der Mitarbeiter bekommt die Chance für eine Weiterentwicklung durch Rückmeldung (Feedback) in Bezug auf Leistung und Verhalten, eine Steigerung der Motivation oder eine Förderung in der persönlichen und fachlichen Weiterentwicklung. Die Voraussetzung für jedes erfolgreiche Mitarbeitergespräch ist die Vorbereitung, die professionelle Durchführung und eine adäquate Nachbereitung zur Ergebnissicherung. Die Implementierung einer Informations- und Kommunikationskultur mit Etablierung von institutionalisierten und anlassbezogenen Mitarbeitergesprächen ist ein wichtiger Baustein für den unternehmerischen Erfolg.

In den Formulierungen ist sowohl die männliche als auch die weibliche Form berücksichtigt. Um eine bessere Lesbarkeit zu bieten, wurde die männliche Formulierung für den Text ausgewählt.

Kiel, im Mai 2015
Ina Welk

Fachkrankenschwester A+I

Pflegemanagerin und Leitung Zentrales Pflegecenter (ZPC) am Universitätsklinikum Schleswig-Holstein

Abkürzungen

App	Application Software
APS	Aktionsbündnis Patientensicherheit
ArBZG	Arbeitszeitgesetz
BEM	Betriebliches Eingliederungsmanagement
BetrVG	Betriebsverfassungsgesetz
CM	Case Mix
CMI	Case Mix Index (Fallschwere Index)
CI	Corporate Identity
InEK	Institut für das Entgeltsystem im Krankenhaus
KIS	Krankenhausinformationssystem
MA	Mitarbeiter
MAB	Mitarbeiterbeurteilung
MAG	Mitarbeitergespräch
MBO	Management by Objectives (Führen mit Zielvorgabe)
PE	Personalentwicklung
PM	Personalmanagement
PR	Personalrat
QM	Qualitätsmanagement
RM	Risikomanagement
SGB	Sozialgesetzbuch
TOP	Tagesordnungspunkt(e)
vs.	versus (*lat.* gegen(übergestellt), im Vergleich zu
ZVG	Zielvereinbarungsgespräch

Inhaltsverzeichnis

Serviceteil

Über die Autorin

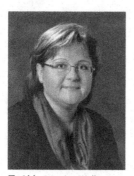

Ina Welk

Fachkrankenschwester A+I, Pflegemanagerin und Leitung Zentrales Pflegecenter (Schwerpunkt: Ausfallmanagement und Personaldisposition) am Universitätsklinikum Schleswig-Holstein Campus Kiel.

Tätigkeit als OP-Koordinatorin/OP-Managerin und langjährige Leitungstätigkeit mit Personalverantwortung. Erfahrung zum Thema Kommunikation und Gesprächsführung aus der eigenen beruflichen Praxis durch Führen und Begleiten von unterschiedlichen Mitarbeitergesprächen, Arbeit in Projektgruppen, Kontakte zu anderen Berufsgruppen und Schnittstellen, sowie Durchführung/Moderation von Dienstbesprechungen.

◘ Abb. 0.1 Ina Welk

ina.welk@uksh.de

Mitarbeitergespräche und Gesprächssituationen – Eine Einführung

Ina Welk

I. Welk, *Mitarbeitergespräche in der Pflege*,
DOI 10.1007/978-3-662-48101-1_1, © Springer-Verlag Berlin Heidelberg 2015

Miteinander sprechen ist Grundlage für den Arbeitsalltag und beeinflusst nicht nur die Mitarbeiter- und Patientenzufriedenheit, sondern hat ökonomische Auswirkungen, da z. B. Missverständnisse, Informationsselektion oder das Fehlen einer Kommunikations- und Besprechungskultur Kosten verursachen (z. B. durch Bindung von Zeit- und Personalressourcen), die Mitarbeiterfluktuation und die Fehlzeiten durch Unzufriedenheit fördern und in der Außendarstellung eine Abnahme der Attraktivität als Arbeitgeber (Negativ-Image) zur Folge hat.

Führungskräfte sind in Zeiten der Leistungsverdichtung und Zunahme der Komplexität in der Patientenversorgung mehr denn je gefordert, die unterschiedlichsten Gesprächssituationen souverän zu meistern und Instrumente der Regelkommunikation (z. B. strukturierte Besprechungen und Mitarbeitergespräche) zu etablieren. Kommunikative Kompetenz zählt heutzutage in Krankenhäusern zu den wichtigsten Schlüsselkompetenzen von Führungskräften. Zahlreiche Gesprächssituationen führen über die gewohnte Routine im Arbeitsalltag hinaus.

1.1   Kommunikation im Krankenhaus

Bei immer knapper werdenden Personal- und Zeitressourcen sowie einer Zunahme der Anforderungskomplexität an alle Berufsgruppen ist die Entstehung von Missverständnissen im Rahmen der Kommunikation in den unterschiedlichsten Gesprächssituationen (wie z. B. bei Übergabegesprächen, bei Mitarbeitergesprächen, im Umgang mit Konflikten und bei Gesprächen mit Angehörigen) wahrscheinlich. Um diesen Situationen professionell zu begegnen, wird von Führungskräften neben der Fach-, Sozial-, Methoden-, Führungs- und Selbstkompetenz auch die kommunikative Kompetenz mit Fähigkeit zur Empathie abgefordert, um eine konstruktive und lösungsorientierte Gesprächsebene zu schaffen. Die besondere Herausforderung besteht darin, die Kommunikation an den Gesprächspartner individuell zu adressieren (Differenzierung der Adressaten). Im Krankenhaus existieren unterschiedliche Kommunikationsfelder und -partner. Typische Kommunikationsfelder sind z. B. die Gesprächsführung zwischen Arzt und Patient, Gespräche zwischen Pflegekräften und Patienten, zwischen Vorgesetzten und Mitarbeitern, die Kommunikation zwischen den unterschiedlichen Berufsgruppen im Krankenhaus, die Kommunikation zwischen den Mitarbeitern im Team und die externe Kommunikation, z. B. mit Dienstleistern und Zuweisern (Hausärzten).

Der Begriff *interne Kommunikation* im Unternehmen bezeichnet zum einen eine Managementfunktion, in der durch die Definition von Kommunikationsprozessen und Verhaltensvorgaben die Organisation unterstützt wird, und zum anderen die operativen Kommunikationsinstrumente welche im Unternehmen eingesetzt sind (► http:/wirtschaftslexikon.gabler.de/Archiv/326738/interne-kommunikation-v3.html).

Informationswege im Krankenhaus:

- **Papiergestützt**, z. B. Rundschreiben, Info-Briefe, Mitarbeiterzeitung und der Aushang am »Schwarzen Brett«
- **Elektronisch**, z. B. E-Mail, Intranet, Krankenhausinformationssysteme (KIS) und zukünftig vermehrt Webanwendungen (Web App)
- **Persönlich**, z. B. Besprechungen, Mitarbeitergespräche und Informationsveranstaltungen
- **Informell**, z. B. Gerüchte, sog. »Flurfunk«

Der Informationsfluss erfolgt *top-down* (engl. »von oben nach unten«), *bottom up* (engl. »von unten nach oben«) und *horizontal*.

- **Praxistipp**

Einfache Fragen helfen bei einer Bestandsaufnahme zur Identifikation von möglichen Kommunikationsdefiziten bzw. weisen auf einen Optimierungsbedarf hin:

- Wer kommuniziert mit wem in welcher Form?
- Welche Kommunikationswege werden im Unternehmen eingesetzt/ bereitgestellt (hat z. B. jeder Mitarbeiter Zugang zu hausinternen Informationsplattformen, z. B. Intranet, hat jeder Mitarbeiter einen E-Mail-Account?)
- Gibt es Informationsveranstaltungen, Teambesprechungen etc.?
- Werden Mitarbeitergespräche regelhaft durchgeführt?
- Gibt es Instrumente der Regelkommunikation (z.B. Jourfixe)?

1.2 Kommunikation als Qualitätsmerkmal

In den Prozessen zur Patientenversorgung hat die Kommunikation einen hohen Stellenwert und ist Grundlage der Informationssammlung im Umgang mit Patienten. Aus Patientensicht sind Kommunikation mit den Leistungserbringern im Krankenhaus und Informationsvermittlung ein fester Bestandteil der Krankenhausbehandlung und werden zunehmend eingefordert.

Mangelnde Kommunikation und unzureichende Information (Aufklärung) sind häufig Anlässe für Beschwerden.

Zu den Merkmalen der Kommunikation gehören z. B.:

- Informationsaustausch
- Wissenstransfer
- Koordination und Abstimmung
- Kooperation
- Motivation
- Patientenorientierung

Eine gute Kommunikation fördert u. a. die:

- Patientensicherheit
- Reduzierung der Schnittstellenproblematik
- Vermeidung von redundanten Prozessen (z. B. Doppeluntersuchungen)
- Patienten- und Mitarbeiterzufriedenheit
- Dialogische Zusammenarbeit

> **Das Krankenhaus ist abhängig von einem funktionierenden Informationsaustausch als Grundlage einer professionellen Patientenorientierung und -versorgung.**

Kommunikation findet häufig unter erschwerten Rahmenbedingungen wie z. B. unter Zeitdruck, in belastenden und stressigen Alltagssituationen und mit wechselnden Gesprächspartnern statt. Die Mitarbeiter im Krankenhaus erleben eine Fülle an Informationen und Gesprächssituationen in denen unterschiedliche Kommunikationsstrategien angewendet werden müssen. Eine besondere Herausforderung für die Führungskräfte stellt die Gesprächsführung (bei unterschiedlichen Gesprächsanlässen) mit Mitarbeitern dar. Mitarbeitergespräche sind ein wichtiges Führungsinstrument und ein wichtiger Baustein im Kontext der Personalentwicklung.

1.3 Kommunikationskultur im Unternehmen als Instrument der Mitarbeiterbindung

Unter dem Aspekt der Mitarbeitergewinnung und Mitarbeiterbindung hat die Unternehmenskultur, insbesondere die bestehende (und gelebte) Kommunikationsstruktur einen hohen Stellenwert in der Außendarstellung und wird als Attraktivitätsmerkmal bewertet. Im Zeitalter der elektronischen Medien (Informationstechnologie) besteht das Grundbedürfnis nach persönlicher, zwischenmenschlicher und dialogischer Kommunikation. Hauptziel dabei ist es, demotivierende Kommunikationsdefizite zu vermeiden und die Mitarbeiterzufriedenheit zu erhöhen. Um alle Zielgruppen zu erreichen und Mitarbeitergespräche effektiv und effizient zu führen, ist Kommunikation und Gesprächsführung ein inhaltlicher Bestandteil der modernen Führungskräfteentwicklung.

1.4 Kommunikation im Krankenhaus im Kontext Risikomanagement

Mangelnde und/oder unklare Kommunikation führt im Krankenhaus nicht nur zu Missverständnissen, zu einer Behinderung der Arbeitsabläufe und zu Fehlinformationen, sondern auch zur Möglichkeit schwerwiegender Ereignisse, z. B. Fehler in der Medikamentengabe oder bei der Befundübermittlung. Unter dem Aspekt der Patientensicherheit und Patientenzufriedenheit nimmt die Kommunikation in Einrichtungen des Gesundheitswesens einen immer höheren Stellenwert ein und stellt besondere Herausforderungen an alle Berufsgruppen. Es handelt sich dabei nicht allein um die Kommunikation mit den Patienten, sondern auch um die Kommunikation und Gesprächsführung als Führungskraft mit den Mitarbeitern.

> » Das größte Problem in der Kommunikation ist die Illusion, sie hätte stattgefunden. (Bernhard Shaw)

Gegen das oftmals vorherrschende Schweigen als Reaktion auf einen Zwischenfall empfiehlt das Aktionsbündnis Patientensicherheit (APS) in seiner neuen Broschüre »Reden ist Gold« die aktive, ehrliche und transparente Kommunikation. Die Broschüre enthält Handlungsempfehlungen für Gespräche mit Patienten und Angehörigen, betroffenen Mitarbeitern und mit der Öffentlichkeit, Hinweise zur Vorbereitung, um nach einem Zwischenfall adäquat zu reagieren sowie eine Checkliste für den Umgang mit Zwischenfällen (Aktionsbündnis Patientensicherheit ▶ www.aps-ev.de).

> ❯ Es besteht ein Zusammenhang zwischen Qualität, Kommunikation und Arbeitszufriedenheit. (Schaller und Baller 2008)

Risikofaktoren der Kommunikation (Lingard et al. 2004):
- Zeitlich unpassend
- Inhalt falsch/nicht vollständig
- Absicht unklar/verfehlt
- Schlüsselpersonen nicht anwesend

Und:
- Das Gesagte wird nicht immer (richtig) gesagt
- Das Gesagte wird nicht immer (richtig) gehört
- Das gehörte wird nicht immer (richtig) verstanden
- Das Verstandene wird nicht immer (richtig) umgesetzt
  (Paula 2007)

Literatur

Lingard, Espin, Whyte et al. (2004). Communication failures in the operating room. In: Health Care; 13; p. 330-334]
Paula H (2007). Patientensicherheit und Risikomanagement; Springer Verlag, S. 20
Schaller B, Baller G (2008). Der Zusammenhang zwischen guter Kommunikation und Qualität; das Krankenhaus/Management; 2.2008; S. 142

Grundlagen der Kommunikation und Gesprächsführung

Ina Welk

I. Welk, *Mitarbeitergespräche in der Pflege*,
DOI 10.1007/978-3-662-48101-1_2, © Springer-Verlag Berlin Heidelberg 2015

2.1   Was ist Kommunikation?

Das Wort Kommunikation (lat. communicare) bedeutet »mitteilen«, »gemeinsam machen«. Kommunikation für den Austausch von Informationen wird im Alltag selbstverständlich praktiziert und erst bei Missverständnissen durch unterschiedliche Wahrnehmung (beim Sender oder Empfänger) hinterfragt. Der Kommunikationsprozess ist sehr facettenreich und findet auf verbaler und nonverbaler Ebene statt. Nach Watzlawick kann »nicht nicht kommuniziert werden«.

Das Zusammenspiel von verbalen Inhalten und nonverbalen Elementen der Körpersprache determiniert nach A. Mehrabian die erfolgreiche Kommunikation mit unterschiedlicher Gewichtung (Worte 7%, Stimme 38% und Körpersprache 55%).

> ❯ Um ein Gespräch erfolgreich zu meistern, ist es ausschlaggebend, ob der Gesprächsführende mit oder zu den teilnehmenden Gesprächspartnern spricht und die Wort- und Formulierungsauswahl adressatengerecht ausgewählt wird. Die Qualität der Kommunikation wird durch den Empfänger der Nachricht bestimmt, nicht durch den Sender.

- **Der zwischenmenschliche Kommunikationsprozess (nach Schulz von Thun) (❑ Abb. 2.1)**

Bekannt ist das Kommunikationsmodell nach Schulz von Thun auch als »Kommunikationsquadrat«, »Vier-Ohren-Modell« und »Nachrichtenquadrat«. Er beschreibt, dass jede Äußerung, die wir abgeben, vier Botschaften gleichzeitig beinhaltet. Diese vier Botschaften (Sachinformation, Selbstoffenbarung, Beziehung und Appel) des Senders treffen auf vier Ohren des Empfängers. Der Empfänger entscheidet, auf welchem »Ohr« er die Botschaft aufnimmt. Die größte Herausforderung der Kommunikation liegt darin, dass der Empfänger die Botschaft so versteht, wie es der Sender tatsächlich meint.

2.2   Kommunikation als modernes Führungsinstrument

Kommunikation ist wichtig, um Mitarbeiter zu führen, zu motivieren und für Veränderungsprozesse zu gewinnen. Hintergründe für die Notwendigkeit der Veränderung und deren Bedeutung für die zukünftige operative und strategische Weiter-

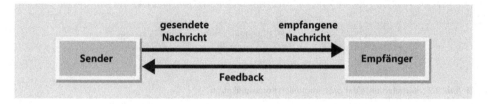

Abb. 2.1 Zwischenmenschlicher Kommunikationsprozess (nach Schulz von Thun)

entwicklung im Unternehmen müssen verstanden werden, genau wie deren Bedeutung für den eigenen Arbeitsplatz und für sich selbst. Führen mit Kommunikation prägt den Erfolg der geplanten Maßnahmen und bedeutet gleichzeitig einen wichtigen Meilenstein in der Entwicklung einer Kommunikationskultur im Unternehmen und auf Teamebene. Führungskräfte stehen in der Verantwortung, als »Vorbild« durch professionelles Kommunikationsverhalten das Arbeitsklima zu gestalten. Führung ohne Kommunikationsstrukturen, wie z. B. Mitarbeitergespräche, führen zu einem Stillstand und zur Motivationsbremse.

2.2.1 Was ist eine »gute« Kommunikation?

Die Qualitätskriterien einer guten Kommunikation sind:
- Klare Ziele für Führungskräfte und Mitarbeiter
- Konstruktive Zusammenarbeit, Konflikte werden offen angesprochen und eine gemeinsame Lösungsfindung erarbeitet
- Durch Vertrauen und Wertschätzung geprägter kommunikativer Umgang (»auf Augenhöhe miteinander sprechen«)
- Mitarbeiter erhalten regelhaft Rückmeldung (Feedback) durch die Führungskraft, z. B. in Form von Mitarbeitergesprächen

Die Basis für eine gute Kommunikation bedeutet, dass sich die beteiligten Gesprächspartner (Sender und Empfänger) verstehen, d. h., idealerweise wird die Nachricht des Senders vom Empfänger genau so verstanden wie der Sender es beabsichtigt und gemeint hat (► Abschn. 2.1 Kommunikationsmodell nach Schulz von Thun). Durch eine respektvolle und wertschätzende Kommunikation verlaufen Gespräche konstruktiver und Meinungs- oder Verständnisschwierigkeiten können leichter geklärt werden. Die Gefahr »aneinander vorbei zu reden« wird minimiert, da unmittelbare Rückfragen noch innerhalb der Gesprächssituation möglich sind.

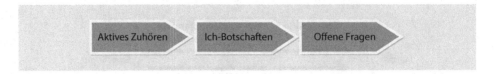

Abb. 2.2   Kernelemente der professionellen Kommunikation

Eine professionelle Kommunikation in Gesprächssituationen beinhaltet als Grundlage für alle Beteiligten folgende Kernelemente (◘ Abb. 2.2).

2.2.2   Aktives Zuhören

Das aktive Zuhören beinhaltet z. B. das Einnehmen einer Körperhaltung mit Hinwendung zum Gesprächsteilnehmer, den Gesprächsteilnehmer ausreden lassen und Augenkontakt. Durch nonverbale Elemente, z. B. durch Kopfnicken, Kopfschütteln, Mimik oder Gestik, wird das Interesse am Gesprächsteilnehmer und an der Gesprächssituation signalisiert.

Zum aktiven Zuhören gehört auch eine formulierte Zusammenfassung von Gesprächsinhalten, um das eigene Verständnis des Gehörten transparent zu machen und einen Abgleich zwischen »gehört und verstanden« zu reflektieren. Dies bietet dem Gesprächsgegenüber die Möglichkeit, die Aussage zu bestätigen bzw. die Sichtweise zu wiederholen, ggf. zu korrigieren und somit die Gefahr von Missverständnissen zu minimieren.

Folgende Formulierungen können das aktive Zuhören unterstützen und den Gesprächspartner zum Bestätigen motivieren:

- »Ich habe den Eindruck, dass …«
- »Ich würde gern noch mehr über Ihren Standpunkt erfahren …«
- »Möchten Sie noch etwas zum Thema sagen?«
- »Habe ich Sie richtig verstanden, dass …?«
- »Wenn ich Sie richtig verstanden habe, meinen Sie, dass …?«
- »Sie klingen so, als ob Sie verärgert/enttäuscht/wütend/erfreut sind …?«
- »Mein Eindruck ist, dass Sie sich eine Übernahme von mehr Verantwortung gut vorstellen könnten.«

Beim aktiven Zuhören ist die persönliche Eigenschaft der Empathie, also die Fähigkeit, sich in die Sichtweise des Gesprächsteilnehmers hineinzuversetzen, wichtig. Je nach Anlass der Gesprächssituation, z. B. bei Kritikäußerungen, können emotionale Eskalationen so vermieden und eine sachliche Gesprächsbasis wiederhergestellt bzw. wieder auf die Sachebene zurückgeführt werden. Die Rückkopplung kann z. B. mit folgender Formulierung erfolgen: »Bei mir kommt an, dass Sie den Eindruck haben, dass …«.

Eine aufmerksame Wahrnehmung ermöglicht es, Hinweise auf eine Änderung der Gesprächsentwicklung zu identifizieren, z. B. verschränkte Armhaltung, Abwendung der Körperhaltung als Hinweis auf eine Stagnation des Gesprächsverlaufes.

2.2.3 Ich-Botschaften

Bei Einsatz von Ich-Botschaften im Kommunikationsprozess bekommt der Gesprächspartner eine Information darüber, was im Gesprächsführenden vorgeht. Ergänzend dazu wird die Botschaft durch die Körpersprache unterstrichen. Durch Ich-Botschaften werden die Aussagen für den Gesprächspartner eindeutig. Die Ich-Botschaft enthält folgende Elemente:

- Die **Äußerung der eigenen Gefühle** in Bezug auf die Situation oder das Verhalten des Gesprächspartners
- Die **sachliche Ebene** beschreibt konkret den Grund, z. B. bei Kritikgespräche oder bei konfrontativen Gesprächsanlässen
- Die **Beschreibung der Auswirkungen**

2.2.4 Offene Fragen

Offene Fragen sind Fragestellungen, die nicht nur mit ja oder nein beantwortet werden. Sie bieten den Einstieg in Gesprächssituationen und signalisieren dem Gesprächsgegenüber Interesse. Mit offenen Fragen gelingt es, umfassende Informationen, Meinungen, Beweggründe, persönliche Einschätzungen, Sichtweisen, Sachlagen, Erwartungen und Erfahrungen etc. zu erhalten. Offene Fragen erlauben z. B. bei Bewerbungsgesprächen einen umfassenden Eindruck über die Persönlichkeit des Bewerbers, über die bisherigen Leistungen, über seine Erwartungen an das Unternehmen, den Arbeitsplatz und die Position und damit wichtige Informationen über eine mögliche Eignung und damit für die Personalauswahl.

2.2.5 Geschlossene Fragen

Geschlossene Fragen sind geeignet, wenn schnell Informationen benötigt werden.

Beispiele:

- »Wurde Herr Müller schon für die OP abgeholt?«
- »Wann wird Frau Meier entlassen?«
- »Ist Ersatz für den fehlenden Nachtdienst gefunden worden?«
- »Ist der Dienstplan für Mai schon freigegeben?«

Um eine gemeinsame Verständigung in Gesprächssituationen zu schaffen, sind einige Grundregeln wichtig, z. B.:

- Sich auf jede Gesprächssituation/Gesprächsanlass vorbereiten, um zusätzliches Konfliktpotenzial durch mangelnde Vorbereitung oder Eskalation von emotionalisierten Spannungsfeldern zu vermeiden
- Jeden Gesprächspartner ernst nehmen
- Zuhören und ausreden lassen
- Beachten, dass jede Kommunikation Sach- und Beziehungsaspekte beinhaltet
- Ein dialogisch orientierter Austausch
- Die Bedeutung der Körpersprache kennen und berücksichtigen
- Fragen stellen, keine Interpretationen oder Unterstellungen (»zwischen den Zeilen«)
- Kritik- und Konfliktinhalte als Ich-Botschaft formulieren

> ❯ **Kommunikation ist ein komplexer Prozess und kann sehr leicht zu Missverständnissen und Irritationen führen. Rückfragen in Gesprächen sind daher für die Verständigung erwünscht.**

2.3 Was ist kommunikative Kompetenz?

Kommunikative Kompetenz wird zunehmend unter erforderlichen Eigenschaften von Führungskräften, den sog. Soft-Skills, abgefordert und beinhaltet zum einen die Fähigkeit zur Kommunikation (verständlich, situationsadaptiv und empfängerorientiert) und zum anderen die Bereitschaft, selbst kommunizieren zu wollen (Austausch mit anderen, Wissenstransfer durch Kommunikation, verbale Klärung) (◙ Abb. 2.3). Ausschlaggebend sind die Kenntnis wichtiger Kommunikations-

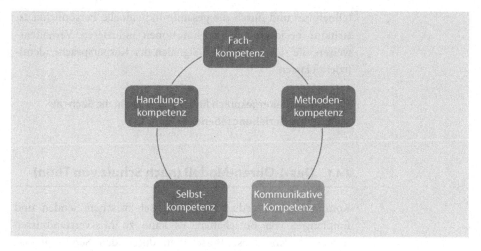

◘ Abb. 2.3 Anforderungen an das Kompetenzprofil von Führungskräften

konzepte und -modelle und die sichere Anwendung konkreter Kommunikationstechniken, z. B. eine partnerzentrierte Gesprächsführung, Kenntnis und Anwendung von Strategien für eine sichere Argumentation, der professionelle Umgang mit Kritikäußerungen, eine adressatenorientierte Zielformulierung und eine kooperative Konfliktstabilität im Dialog.

> Kommunikationsfähigkeit und Kommunikationsbereitschaft sind Kernelemente der kommunikativen Kompetenz und beinhalten die Fähigkeit, mit dem Gesprächspartner eine verständnisvolle, vertrauensbasierte und kooperative Interaktionsbasis aufzubauen.

2.4 Ebenen der Kommunikation und Kommunikationsmodelle

Die wissenschaftlich basierte Betrachtung von Kommunikation wird als Kommunikationsmodell oder Kommunikationstheorie bezeichnet.

Kommunikation findet auf mehreren Ebenen statt. Für das Führen von Mitarbeitergesprächen ist es wichtig, die Sachebene und die emotionale Ebene zu akzeptieren, im Gespräch aber zu unterscheiden. Die sachliche Gesprächsebene wird durch (meist unbewusste) Empfindungen, z. B. Aggression, Frustration, Unzufriedenheit oder Angst, die Beziehung zum Gesprächsteilnehmer und durch die gesamte individuelle Persönlichkeitsstruktur beeinflusst. Diese Emotionen induzieren Verhaltensweisen, die sich z. B. in den Signalen der Körpersprache identifizieren lassen.

> ❯ Im Mitarbeitergespräch finden sich sowohl die Sach- als auch die Beziehungsebene.

2.4.1   Das 4-Ohren-Modell (nach Schulz von Thun)

Kommunikation bedeutet ein Wechsel zwischen Senden und Empfangen von Botschaften. Es kann zu Missverständnissen kommen, wenn diese Botschaften durch den Sender unklar formuliert werden und die Gefahr besteht, dass der Empfänger die Nachricht falsch versteht oder falsch interpretiert. Das 4-Ohren-Modell (auch bezeichnet als Kommunikationsquadrat) regt an, jede Nachricht aus 4 Ebenen (»mit 4 Ohren«) zu betrachten. Diese Ebenen sind:

- Die Sachebene (eine Sachinformation, worüber ich informiere)
- Die Beziehungsebene (was ich von dir halte, wie ich zu dir stehe)
- Die Selbstoffenbarungsebene (was ich von mir preisgebe)
- Die Appellebene (was ich bei dir erreichen möchte)

2.4.2   Die 4 Ebenen der Kommunikation (das TALK Modell nach Oswald Neuberger)

Analog zum Kommunikationsmodell nach Schulz von Thun dient auch das TALK-Modell nach Neuberger der Wahrnehmungsschärfung, der Analyse und der Gestaltung von Kommunikationsprozessen.

- **T**atsachenebene (Austausch von Sachinformationen, Daten, Fakten)
- **A**usdrucksebene (Anerkennung, Lob und Kritik, Selbstoffenbarung)
- **L**enkungsebene (Zielformulierung, Personalentwicklung, Förderung, Appell)
- **K**ontaktebene (Beziehungsebene)

2.5 Verbale und nonverbale Kommunikation

> ❯ Die nonverbale Körpersprache bietet viele Informationen, ist aber immer im Kontext zu interpretieren.

Werden verbale (die Stimme z. B. »verrät« Emotionen) und nonverbale Elemente der Kommunikation richtig eingesetzt, haben sie einen großen Einfluss auf den Kommunikationserfolg. Falsche oder unpassende Signale können den Gesprächsverlauf und das angestrebte Ergebnis zunichtemachen.

- **Beispiele für eine nonverbale positive Unterstützung (Beeinflussung) der Kommunikation**
  - Blickkontakt mit dem Gesprächsgegenüber halten (aber Augenkontakt nicht starr fixieren), da dies leicht ein Bedrohungsgefühl, Unsicherheiten oder Gesprächsblockaden auslösen kann
  - Das Angleichen (nicht imitieren!) von Körpersignalen, das sog. »Spiegeln«, impliziert für den Gesprächspartner Respekt, Wertschätzung, Sympathie und Gemeinsamkeit (»auf einer Wellenlänge sein«); in der Regel erfolgt das Spiegeln, z. B. Angleichen der Kopf- oder Körperhaltung oder das Überschlagen der Beine, unbewusst, kann aber auch trainiert und bewusst, aber unauffällig, eingesetzt werden
  - Empfänger orientierte (adressatenorientierte) Formulierung und Anpassung in der Verwendung von z. B. Fachtermini
  - Einsatz der Stimme (Tonfall, Lautstärke, Stimmmodulation, Sprechgeschwindigkeit) zur Kommunikationsunterstützung und -lenkung

- **Beispiele für nonverbale Körpersignale und die mögliche Interpretationsvarianz**
  - Verschränkung der Arme vor der Brust → Distanz, Verschlossenheit, passives Abwarten
  - Geballte Fäuste → Wut, Aggression
  - Erhobener Zeigefinger → Belehrung, Drohgebärde
  - Fehlender Augenkontakt, Ausweichen auf Blickkontakt → Unsicherheit, Verlegenheit, Desinteresse
  - Weit zurückgelehnter Oberkörper → Distanz, Ablehnung
  - Sitzen nur auf der Stuhlkante → Unsicherheit, Verlegenheit

2

▣ Tab. 2.1. Einflussgrößen auf die Kommunikation	
Äußere Faktoren	**Individuelle Faktoren**
Anlass des Gesprächs Je nach Anlass unterschiedliche Erwartungshaltungen	**Beziehung zum Gesprächspartner** Ist der Gesprächspartner fremd oder vertraut? Vorgesetztenfunktion? Hierarchische Komponente?
Anwesende Personen Vorgesetzte? Fremde?	**Gesprächsziel** Unterschiedliche Gespräche erfordern eine unterschied- liche Vorbereitung Einige Gesprächsanlässe induzieren ggf. Ängste (z. B. Kritikgespräche, Gespräche über Fehlverhalten)
Horizontale oder vertikale Kommunikation? Horizontal = z. B. Gespräche mit Kollegen Vertikal = z. B. Gespräche mit Vorgesetzten Fremde?	**Selbstwertgefühl, Selbstbewusstsein** Rollenverständnis/ Rollenklarheit Unbewusste Abwehr (z.B. durch Projektion)
Kontext Ort, Zeit, Gesamtsituation, Terminvereinbarung oder spontan	**Persönliche Erfahrungen** Bereits gemachte Erfahrungen in Gesprächen mit Vor- gesetzten Übung im Umgang mit Gesprächssituationen Kultureller Hintergrund

Quelle: Renate Tewes; »Wie bitte?« – Kommunikation in Gesundheitsberufen; Springer Verlag 2010; S.15

- **Wodurch wird Kommunikation beeinflusst?**

Der Kommunikationsprozess ist sehr komplex und kann durch zahlreiche, sich ständig verändernde Faktoren beeinflusst werden (▣ Tab. 2.1).

2.6   Stellenwert der Gesprächsbeziehung

Die Möglichkeit, auf eine Gesprächssituation aktiv einzuwirken, wird geprägt von der Rolle der Gesprächspartner. Man unterscheidet dabei symmetrische und asymmetrische Gespräche. Bei den symmetrischen Gesprächen können sich die Gesprächspartner gleichberechtigt in den Ablauf einbringen. Bei asymmetrischen Gesprächen besteht bereits eine Rollenverteilung (Hierarchie) in Bezug auf das Gespräch (z. B. bei einem Vorstellungsgespräch wird der Rahmen durch die Vertreter des Arbeitgebers vorgegeben und der Verlauf entsprechend des Anlasses gesteuert, der Spielraum des Bewerbers ist deutlich begrenzt). Die Klärung der eigenen Rolle im Gespräch und damit des möglichen Gestaltungsspielraum ist hilfreich für die Gesprächssituation (Kanitz und Scharlau 2012, S. 10-11).

2.7 Welche Faktoren verhindern den Kommunikationserfolg?

Es gibt spezielle kommunikative und rhetorische Verhaltensweisen, die in Gesprächen vermieden werden sollen, da sie das
Selbstwertgefühl des Gesprächspartners angreifen und Gegen-
reaktionen provozieren (Kutscher und Seßler 2007).

- Anordnender Befehlston
- Ironie, Zynismus
- Überheblichkeit und abwertendes Verhalten
- Übertreibung
- Urteilen durch persönliche Wertung
- Verallgemeinerung
- Moralisieren (»der erhobene Zeigefinger«)
- Beschimpfung
- Witze

2.8 Kommunikations- und Gesprächstechniken

> Kommunikation bedeutet Beziehung. Verschiedene Ge-
> sprächssituationen erfordern unterschiedliche Gesprächs-
> strategien

Um sich (schwierigen) Gesprächssituationen zu stellen, ist das Er-
lernen von Kommunikationstechniken allein nicht ausreichend,
da Kommunikation sehr viele Facetten beinhaltet. Die Bedingungen für ein Gespräch sind unterschiedlich und es ist erforderlich, die Gesprächssituation zu analysieren und die erworbenen
Gesprächstechniken flexibel darauf einzustellen. Eine eigene adäquate Vorbereitung auf den Gesprächsanlass unterstützt die Gesprächsführung und vermittelt Sicherheit aus dem Wissen, welche
Handlungsmöglichkeiten gegeben sind (Gespräche also »nicht aus
dem Bauch heraus« führen). Diese Vorbereitung hilft dem Gesprächsführenden, sich auf mögliche Einflussfaktoren einzustellen
(◘ Abb. 2.4) und kompetente Sicherheit zu vermitteln.

- **Wahrnehmung**

Unter dem Begriff Wahrnehmung steht die Frage, wo Sie sich als
Gesprächsführender im Gespräch mit der Aufmerksamkeit befinden z. B.:

- Direkt beim Gesprächsgegenüber (Augenkontakt, Erkennen
  von sprachlichen Nuancen, Körpersprache, nonverbale Auf-
  merksamkeitsgesten, wie z. B. Kopfnicken, verbale Aufmerk-

2

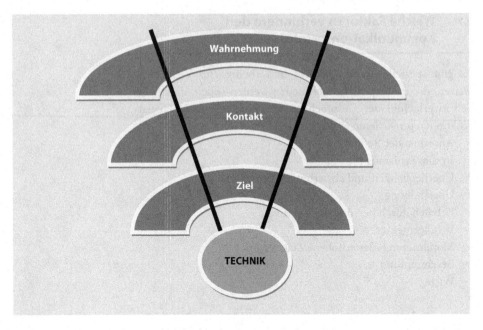

☐ **Abb. 2.4**   Die drei Rahmen der gelungenen Kommunikation (nach A. Seidl)

samkeitssignale, wie z. B. »interessant«, »wirklich?«) – diese Aufmerksamkeit wird auch vom Gesprächsgegenüber wahrgenommen und als sehr wertschätzend empfunden
— Auf sich selbst fokussiert (Abschweifen der Gedanken »nicht bei der Sache sein«, auf die Uhr/Telefon sehen) – diese fehlende Konzentration auf das Gespräch wirkt auf den Gesprächsteilnehmer negativ, da er sich nicht ernst genommen bzw. nicht wertgeschätzt fühlt
— Wechselnde Aufmerksamkeit kann zu Informationsverlusten aus der Gesprächssituation führen, diese wechselnde Aufmerksamkeit ist im Arbeitsalltag regelmäßig zu erleben, da man selbst schon immer »einen Schritt weiter« denkt, z. B. an den nächsten Patienten oder an die kommende Visite bei Durchführung patientenbezogener Pflegetätigkeiten

▪ **Kontakt**

Unter Kontakt wird der Bezug zum Gesprächsgegenüber verstanden (»die Chemie stimmt«, »einen guten Draht haben«). Ähnlichkeiten in Gestik, Mimik, Verhalten und Körpersprache werden bei Interesse/Sympathie/Empathie erkennbar und geschehen in der Regel von allein (auch ein bewusstes Einsetzen ist möglich, um eine positive Beziehung zu »schaffen«). Bei Ähnlichkeiten zwischen den Sprechenden wird der Eindruck empfunden, dass das Gespräch gut läuft und die beabsichtigten Gesprächsinhalte/Informationen/Botschaften den Gesprächspartner erreichen.

> ⊘ Kontakt im Gespräch entsteht nicht nur durch Worte, sondern auch im Rahmen der Körpersprache durch Ähnlichkeiten bzw. Gemeinsamkeiten, dem sog. »Spiegeln«.

▪ **Ziel**
Der Zielbegriff innerhalb des 3-Rahmen-Modells nach A. Seidl bezieht sich auf die Frage, ob der Kommunikation Ziele gesetzt sind, z. B.:
– Eine adressatengerechte Sprache
– Die Verständlichkeit
– Formulierungen (so sind z. B. Formulierungen, die das Wort nicht enthalten, weitaus häufiger im Sprachgebrauch: »Das sollst Du doch nicht so machen«, »hoffentlich dauert die Besprechung heute nicht wieder so lange«)
– Sich im Kommunikationsprozess selbst hinterfragen, ob und wie die Botschaft beim Gesprächsgegenüber »angekommen« ist

2.9 Gesprächssteuerung auf der Metaebene

Die Begriffe Metaebene/Metakommunikation leiten sich ab von (grch.) *meta* = oberhalb und bezeichnen das Sprechen über die stattfindende Kommunikation zur Beziehungs- und Unsicherheitsklärung zwischen den Gesprächspartnern, z. B. »Ich erlebe Sie heute so wütend. Ist irgendwas?«, »Ich habe den Eindruck, dass Sie mit meiner Entscheidung nicht einverstanden sind. Stimmt das?«, »Wir haben bislang nur über die Nachteile der Veränderung gesprochen. Ich würde es gut finden, wenn wir auch Vorteile mit in die Gruppenarbeit einbringen.«

2.10 Stellenwert von Mitarbeitergesprächen

> ⊘ Das Mitarbeitergespräch zählt zu den wichtigsten Führungsinstrumenten.

Mitarbeitergespräche haben unterschiedliche Anlässe und Bezeichnungen. Für alle sind jedoch eine adäquate Vorbereitung, eine strukturierte Durchführung und eine Nachbereitung zur Ergebnissicherung notwendig (◨ Abb. 2.5).

2

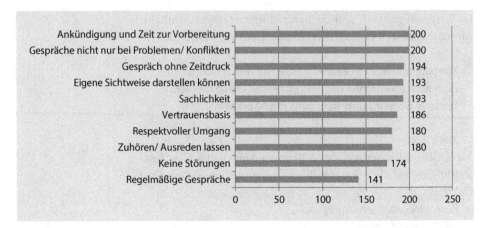

❏ **Abb. 2.5** »Was gehört für Sie zu einem guten Mitarbeitergespräch?« Quantitative Abfrage (spontanes Meinungsbild), befragt wurden 200 Mitarbeiter (n = 200) aus dem Pflege- und Funktionsdienst in KH; Mehr-fachnennungen möglich (2015)

2.11   Nutzen von Mitarbeitergesprächen

Sind Mitarbeitergespräche als Instrument der Regelkommunikation fest etabliert, profitieren Unternehmen durch die Information über Ideen und Kritik der Mitarbeiter, durch die Ergebnisse aus den Gesprächen mit Fokus auf Beurteilungen, Zielvereinbarungen und Personalentwicklung. Die Führungskraft verbessert durch Mitarbeitergespräche die Kommunikation und Kooperation zwischen Führungskraft und Mitarbeitern und der Mitarbeiter profitiert ebenfalls durch die Beurteilung von Leistung und Verhalten, einer individuellen Personalentwicklung und Karriereplanung.

- ▪ **Aus Sicht des Unternehmens**
- ▬ Die Verbesserung von Kommunikation, Zusammenarbeit und Arbeitsklima
- ▬ Eine Informationssammlung über den Qualifikations- und Leistungsstand des Mitarbeiters (Identifikation von Abweichungen durch Abgleich von Soll und Ist)
- ▬ Der Informationsaustausch im Rahmen von Mitarbeitergesprächen als Anreiz zur Identifikation mit dem Unternehmen und den zukünftigen strategischen und operativen Entwicklungen und ggf. Neustrukturierungen (z. B. Reorganisation OP, Neustrukturierung der Pflegeorganisation, neue Baukonzepte, Change Management, Prozess- und Projektmanagement)

- Die Förderung der Führungsverantwortung auf Leitungsebene (z. B. Übertragung von mehr Verantwortung und Ent-
  scheidungsspielraum durch Erweiterung des Kompetenzrah-
  mens, Steuerung Aufnahme- und Entlassungsmanagement,
  Verbrauchssteuerung von Medikamenten und Medikalpro-
  dukten, Führen von Zielvereinbarungsgesprächen auf Team-
  leitungsebene)
- Das gemeinsame Verständnis von Mitarbeitergesprächen als
  Multiplikationsinstrument zur Umsetzung der Unternehmensziele und -strategien (Ziel: unternehmensseitige Ziele
  und Anforderungen sollen mit den Zielen und Ressourcen
  des Mitarbeiters deckungsgleich sein)
- Die Verzahnung Unternehmensstrategie mit der operativen
  Ausrichtung der Organisationseinheiten (stärkere systemi-
  sche und ökonomische Betrachtung)
- Bedarfsadaptierte und strukturierte Personalentwicklung
  (von der Ist-Analyse zum Soll-Konzept)

- **Aus Sicht der Führungskraft**

Als Führungskraft ist die Vorbereitung auf Mitarbeitergespräche
wichtig, um einen »roten Faden« in der Gesprächsstruktur zu
haben und eine Gesprächssicherheit zu entwickeln. Die eigene
Vorbereitung ist maßgeblich verantwortlich für die Gestaltung
und das Ergebnis. Zur Vorbereitung gehört die Reflexion in Bezug
auf:

- Die eigene Rolle im Gespräch (Gesprächsführender oder
  Gesprächsteilnehmer)
- Die Beziehung zum Gesprächspartner (Wie stehen wir zuein-
  ander?), um sich ggf. auf mögliche Schwierigkeiten in der Gesprächssituation vorzubereiten (so können Mitarbeitergespräche, insbesondere bei Kritikanlässen, zu einer Demaskierung
  von unterschwelligen interpersonellen Konflikten führen.
  Beispiel: Die Besetzung der Leitungsfunktion aus dem Team
  in einer Konkurrenzsituation kann ggf. in einem zukünftigen
  Mitarbeitergespräch unter dem hierarchischen Aspekt zu
  Konflikten und Akzeptanzproblemen führen).
- Den richtigen Ort, den geeigneten Zeitpunkt und die ausreichende Dauer des Gespräches (Gespräch ohne Zeitdruck und
  ohne Störungen durchführen)
- Die Zielformulierung, um im Gesprächsverlauf eine Struktur
  (»roter Faden«) für die Argumentation zu haben (und zu
  behalten)
- Die inhaltliche Vorbereitung:
  - Was ist der Gesprächsanlass?

— Welche Themen werden angesprochen?

— Was ist das konkrete Ziel in diesem Gespräch?

— Sind Konflikte zu erwarten?

— Wie wird der Mitarbeiter evtl. reagieren?

— Wo gibt es Übereinstimmungen in der Thematik? Wo sind Abweichungen in der Fremd- und Eigenwahrnehmung?

— Wie sieht die Lösungsstrategie aus? Was sind die Minimal- und die Maximalziele, die erreicht werden sollen?

— Wie sollen die Absprachen aus dem Gespräch überprüft werden?

— Habe ich ggf. Protokolle, Fakten etc. vorliegen?

> **Die größte Herausforderung liegt für die Führungskraft darin, die Unternehmensziele, die eigenen Ziele (z. B.: In welche Richtung will ich meine Station/mein Team hin entwickeln?), das persönliches Führungsverständnis und die Ziele und Bedürfnisse des Mitarbeiters auf Sachebene zu synchronisieren bzw. zu harmonisieren.**

■ **Aus Sicht des Mitarbeiters**

Zahlreiche Mitarbeiter sind überfordert, wenn es um die Vorbereitung auf ein Mitarbeitergespräch geht. Durch eine rechtzeitige Terminankündigung und Benennung des Gesprächsanlasses kann eine adäquate Vorbereitung ermöglicht und ggf. einer Angstblockade begegnet werden. Die Inhalte der Vorbereitung orientieren sich an der Vorbereitungsstruktur der Führungskraft.

■ **Warum sind Gesprächsziele wichtig?**

Die vorbereitende Festlegung von deutlichen Gesprächszielen hat positive Einflüsse auf den Gesprächsverlauf und das Gesprächsergebnis. Gesprächsziele bewirken und unterstützen z. B.:

— Ein systematisches und strukturiertes Vorgehen (Gesprächsziele dienen als Wegweiser)

— Eine stabilere Gesprächsführung und Kontrolle des Gesprächsverlaufes

— Eine Vermeidung von thematischen Entgleisungen (Abschweifen vom eigentlichen Kernthema)

— Die Einhaltung zeitlicher Vorgaben für das Gespräch

— Eine Stärkung der Sicherheit als Gesprächsführender

— Eine bessere Ergebnisbeurteilung

— Eine optimale und objektive Vergleichbarkeit in Folgegesprächen und für Gespräche mit anderen Mitarbeitern (strukturierte Durchführung, Durchführungsstandard)

❯ **Für die Durchführung von Mitarbeitergesprächen empfiehlt sich die Verwendung eines einheitlichen Leitfadens im Unternehmen.**

Negativfaktoren für die Gesprächsdurchführung:

- Termin und Anlass des Gesprächs ist dem Mitarbeiter nicht frühzeitig bekannt (»Wir müssen uns mal unterhalten, kommen Sie heute um 12:00 Uhr in mein Büro.«)
- Gespräch findet mit psychologischer Barriere statt, z. B. über den Schreibtisch der Führungskraft/Vorgesetzten hinweg
- Störungen durch Telefon
- Gesprächsführer schaut demonstrativ auf die Uhr
- Wenig Blickkontakt
- Keine freundliche Begrüßung und/oder Gesprächseinstig mit »Small-Talk« seitens des Gesprächsführers
- Monolog des Gesprächsführers
- Kein Bezug auf vorher stattgefundene Gespräche (falls durchgeführt)
- Unklarheiten über weitere Maßnahmen, Zeitrahmen bis zur Umsetzung von Absprachen
- Mitarbeiterwünsche werden nicht berücksichtigt
- Keine Verabschiedung (»Beendigung des Gesprächs zwischen Tür und Angel«)

Positivfaktoren für ein erfolgreiches Mitarbeitergespräch:

- Frühzeitige Einladung mit Nennung des Gesprächsanlass
- Termintreue und Zeitdisziplin (als Zeichen für Wertschätzung)
- Störungsfreie Zeit während des Gesprächs
- Einstimmung auf das Gespräch mit positiver Begrüßung, »Small-Talk« und kurzem Überblick über den Gesprächsablauf
- Idealerweise sitzen sich die Gesprächsteilnehmer an einem Besprechungstisch gegenüber
- Der Mitarbeiter hat ausreichend Zeit, seine/n Beitrag/Sichtweise vorzutragen
- Dialog (Mitarbeiter wird aktiv in eine Lösungsfindung/Absprache einbezogen)
- Festhalten von Maßnahmen (Protokoll), Absprachen und Verständigung über eine Überprüfung durch die Führungskraft/Vorgesetzten
- Abschluss des Gesprächs durch die Führungskraft/ Vorgesetzten

> ❯ Alle Personal- und Mitarbeitergespräche gliedern sich in drei Phasen: Vorbereitung, Durchführung und Nachbereitung (Dokumentation).

- **Wie kann ich Mitarbeitergespräche steuern?**

Um konkrete Gesprächsergebnisse zu erzielen, sollte die Führungskraft den Gesprächsverlauf strukturieren und steuern. Zu den Techniken der Gesprächslenkung zählen:

- **Verstärkung** der Aussagen des Gesprächspartners durch positive verbale oder nonverbale Signale (z. B. Kopfnicken) motiviert den Gesprächspartner, das Gespräch weiterzuführen
- **Zusammenfassung** des Gesagten, z. B. um zur eigentlichen Struktur zurückzukehren, die Aussagen zu ordnen oder eine Gesprächsphase abzuschließen (»Habe ich Sie richtig verstanden, dass …?« »Wenn ich zusammenfassen darf, …?«).
- **Interpretation** des Gesagten, um ein gemeinsames Verständnis durch bestätigende Rückmeldung des Gesprächspartners zu erhalten (»Wenn ich Sie richtig verstehe, möchten Sie in Zukunft …«)
- **Konkretisieren** – durch Darstellung der Sachverhalte wird der inhaltliche Abstraktionsgrad nachvollziehbarer (»Können Sie Beispiele nennen?«)
- Abschließende gemeinsame Absprachen, z. B. Maßnahmen- und/oder **Aktivitätenplan**.

- **Mitarbeitergespräche durch Zuhören aktiv gestalten**

Eine aktive Gesprächsführung bedeutet nicht allein das Halten von z. B. Monologen durch den Gesprächsführenden. Zu den wichtigsten Elementen für eine effektive Gesprächsgestaltung zählt das Zuhören. Zuhören signalisiert dem Gesprächspartner konzentrierte Zuwendung und Wertschätzung (»ernst genommen zu werden«) und beeinflusst die Beziehungsebene und die Gesprächsbereitschaft positiv. Zu den verstärkenden Signalen des Zuhörens gehören Elemente der Körpersprache, wie z. B. zugewandte Körperhaltung, Blickkontakt, Kopfnicken und eine Zusammenfassung des Gesagten mit eigenen Worten (Paraphrasieren), um z. B. das Gesagte des Gesprächsteilnehmers zu reflektieren, wie es verstanden wurde (Sicherung des gemeinsamen Verständnisses), die Beziehung im Gespräch zu stärken und bei emotionalen Reaktionen wieder auf die Sachebene zurückzukehren. Paraphrasen können dem Gesprächspartner Zeit geben, das Gesagte nochmal zu überdenken, bieten aber auch dem Gesprächsführenden einen Zeitgewinn, um das weitere Vorgehen zu prüfen. Das Paraphrasieren eignet sich auch, um die Gesprächsaussagen zusammenzufassen und zusätzlich anzusprechen, »was zwischen den Zeilen« verstanden wurde.

> ❯ Die Technik des Paraphrasierens sollte nur vereinzelt im Gesprächsverlauf eingesetzt werden, um die Wirkung nicht abzuschwächen.

■ **Mitarbeitergespräche durch Fragen aktiv gestalten**

Im Gespräch helfen Fragen, wichtige Informationen zu erhalten. Sie können zum einen motivieren, das Gespräch »am Laufen« zu halten, zum anderen aber auch das Gespräch zu blockieren. Als Gesprächsführender ist es wichtig, zu wissen, wann welcher Fragentyp welches Ergebnis bewirken kann. Unterschieden wird in *offene* und *geschlossene* Fragen.

■ **Offene Fragen**

Offene Fragen lassen dem Gesprächsgegenüber großen Spielraum zur Beantwortung und dienen dazu, mehr Informationen zu erhalten, der Gesprächsverlauf bleibt »im Fluss«. Offenen Fragen werden auch als W-Fragen bezeichnet (wer, wie, was, wieso, weshalb, warum).

━ **Informations- und Faktenfragen** (zur Verständnisergänzung) = (»Seit wann beobachten Sie die Zunahme der Fehltage von Herrn XY?«)

━ **Verständnisfragen** (zur Sicherstellung eines gemeinsamen Verständnisses) = (»Was verstehen Sie unter dem Begriff Unterbesetzung?«)

━ **Begründungsfragen** (zur Klärung von Behauptungen und Sachverhalten) = (»Warum braucht Kollegin XX keinen Nachtdienst zu machen?«)

■ **Geschlossene Fragen**

Dieser Fragentyp schränkt die Antwortmöglichkeiten ein und beschränkt sich in der Regel auf ein Ja oder Nein. Zu diesen Fragetypen zählen:

━ **Alternativfragen** (entweder – oder) = »Wollen Sie im Januar oder im Februar Ihren Urlaub nehmen?«

━ **Suggestivfragen** (Vorsicht: manipulativer, drohender Charakter der Fragestellung) = »Wollen Sie etwa auf eine andere Station versetzt werden, wenn Sie dieses Projekt nicht übernehmen?«

- **Bestätigungsfragen**
  = »Habe ich Sie jetzt richtig verstanden, dass Sie wieder in
  Vollzeit arbeiten möchten?«

> **In einem Gespräch hat der eingesetzte Fragentyp unterschiedliche Funktionen (Kanitz und Scharlau S. 45-49).**

Literatur

Kanitz v. A, Scharlau C (2012). Gesprächstechniken; Haufe Verlag
Kutscher, Seßler (2007); Kommunikation – Erfolgsfaktor in der Medizin; Springer
　　Verlag

Das Mitarbeitergespräch als Instrument der Mitarbeiterführung und der Personalentwicklung

Ina Welk

I. Welk, *Mitarbeitergespräche in der Pflege,*
DOI 10.1007/978-3-662-48101-1_3, © Springer-Verlag Berlin Heidelberg 2015

3.1   Implementierung des Mitarbeitergesprächs

3.1.1   Wie werden Mitarbeitergespräche erfolgreich im Unternehmen implementiert?

Der Begriff Mitarbeitergespräch ist inhaltlich unterschiedlich belegt, eine einheitliche Definition ist in der Literatur nicht vorhanden. Zu einem Mitarbeitergespräch zählen alle Gespräche zwischen Vorgesetztem und Mitarbeiter. Das einzige Unterscheidungskriterium zu arbeitsalltäglichen Gesprächen bezieht sich auf die hierarchische Gesprächsbeziehung. Das Mitarbeitergespräch ist ein persönliches und vertrauliches Gespräch (in der Regel als vier-Augen-Gespräch) zwischen Vorgesetztem und Mitarbeiter.

Um Mitarbeitergespräche als Führungsinstrument zu etablieren, ist die Schaffung einer allgemeinen Gesprächskultur im Unternehmen wichtig. Dazu gehört auch die Information und Aufklärung der Mitarbeiter über die zukünftig stattfindenden Mitarbeitergespräche. Die Akzeptanz der Mitarbeiter, insbesondere wenn es bislang keine Mitarbeitergespräche gab, ist extrem wichtig, um Ängste und Bedenken zu identifizieren und einen offenen Dialog zu fördern. Primär gilt es, die Bedeutung von Mitarbeitergesprächen als modernes Führungsinstrument zu verdeutlichen, die Inhalte und die Rahmenbedingungen zu erklären. Zu den Vorteilen von Mitarbeitergesprächen zählen u. a.:

- Die Rückmeldung/Beurteilung der Mitarbeiterleistung und des Verhaltens
- Ein gemeinsamer Abgleich zwischen Unternehmenszielen, stationsspezifischen Zielen und Mitarbeiterzielen
- Erstellen einer individuellen und konkreten Planung von Personalentwicklungsmaßnahmen mit aktivem Einbezug des Mitarbeiters
- Der Abschluss von Zielvereinbarungen mit dem Mitarbeiter

3.1.2   Welche Ziele und Nutzen verfolgt das Unternehmen bei Einführung von Mitarbeitergesprächen?

- Die Verbesserung der Zusammenarbeit und der Kommunikation (Schaffung eines positiven, wertschätzenden Betriebs- und Arbeitsklimas im Unternehmen, auf Station im Team und unter den Führungskräften)

- Eine höhere Identifikation mit den strategischen und operativen Unternehmenszielen, sowie mit den wachsenden Anforderungen an die Leistungsvorgaben durch Transparenz und aktive Einbindung der Mitarbeiter sowie eine Übernahme von Verantwortung
- Die Entwicklung eines kooperativ geprägten Führungsverhaltensstils (Führungskultur)
- Rückmeldung an die Mitarbeiter über die Einschätzung seiner Leistungen und die aktive Mitarbeit bei der Erreichung von Zielvereinbarungen anhand seiner individuellen Wissens- und Erfahrungsressourcen
- Die Identifikation von Abweichungen im Leistungsverhalten der Mitarbeiter und Aufdecken von Qualifikationsdefiziten mit Anpassung an das Qualifikationskonzept (Kompetenzanalyse und Abgleich Soll – Ist)
- Eine verbesserte Nachhaltigkeit und Verbindlichkeit in Bezug auf vereinbarte Absprachen
- Zur Unterstützung für Mitarbeiter in besonderen Berufs- und Lebenssituationen sind Mitarbeitergespräche ein Unterstützungsinstrument für Führungskräfte und Mitarbeiter, wenn es um die Identifikation von individuellen Belastungssituationen für den Mitarbeiter und eine gemeinsame Lösungsfindung geht

3.1.3 Schritte der Implementierung von Mitarbeitergesprächen als Grundlage der Kommunikations- und Informationskultur im Unternehmen

Die systematische und strukturierte Einführung von Mitarbeitergesprächen in der Pflege bedarf einer sorgfältigen Vorbereitung, um dieses Führungsinstrument nachhaltig zu etablieren. Folgende Umsetzungsschritte unterstützen den Implementierungsprozess:
- Festlegung der Rahmenbedingungen (z. B. Ziel, Zweck, Zielgruppe, Grundlagen, »Spielregeln«, Zeitschiene für die Umsetzung festlegen (Roll-out-Planung))
- Erstellen eines hausinternen Leitfadens zur Sicherung der strukturierten Durchführung
- Information der Mitarbeitervertretung über das Vorhaben
- Information aller Führungskräfte und Mitarbeiter über Gründe der Implementierung (z. B. der bestehende Wettbewerbsdruck, die höheren Anforderungen an Qualität, Leistung und Effektivität); die Transparenz über die Vorteile und

Stellenwert von Mitarbeitergesprächen (um Ängste zu nehmen), die Verknüpfung der Unternehmensziele (strategischen Ausrichtung) mit den Zielen der Organisationseinheiten, aber auch Information über die Konsequenz von Mitarbeitergesprächen, die Aus- und Bewertung und den Verbleib von z. B. Protokollen

— Schulung der Führungskräfte (Workshops) zur Befähigung der Durchführung von Mitarbeitergespräche sowie die Vertiefung der Kenntnisse über arbeitsrechtlich relevante Inhalte bei Mitarbeitergesprächen

— Die Umsetzung als Führungsaufgabe

— Evaluation und ggf. Konzeptanpassung

Zu den heutigen Herausforderungen an Führungskräfte und Mitarbeiter ist der Umgang mit zahlreichen Veränderungen und Optimierungsbestrebungen zu zählen. Mitarbeiter akzeptieren Veränderungen (z. B. die Einführung von Mitarbeitergesprächen), wenn sie die Hintergründe, die Bedeutung und die Folgen von Veränderungsprozessen durch eine geeignete Kommunikation verstehen und nachvollziehen können. Eine aktive Partizipation an den Prozessen fördert die Identifikation und steigert sie Motivation.

> **Bei Veränderungsprozessen orientieren sich die Mitarbeiter stark an der Führungskraft bzw. Vorgesetzen (»Steht die Leitung dahinter, gehen wir mit.«). Hier sei nochmals die Bedeutung der nonverbalen Körpersignale hervorgehoben.**

3.2   Arten von Mitarbeitergesprächen

Mitarbeitergespräche werden in *anlassbezogene* und *institutionalisierte* Gespräche unterschieden. Sie bieten einen Rahmen, um das Vertrauen zwischen dem Vorgesetzten und dem Mitarbeiter zu fördern und die Zusammenarbeit zu verbessern.

3.2.1   Anlassbezogene Mitarbeitergespräche

Diese Mitarbeitergespräche stehen in Bezug zu einem aktuellen Ereignis. Sie können sowohl durch eine Führungskraft als auch durch den Mitarbeiter initiiert werden. Anlässe können sein:

— Fehlverhalten (z. B. Mobbing, ständiges Zuspätkommen, übermäßige Internetnutzung, Suchtproblematik)

- Nichteinhaltung von Bestimmungen (z. B. Nichtbeachtung von Hygiene- und Arbeitsschutzbestimmungen, Missachtung Datenschutz)
- Organisatorische Umstrukturierungen mit Auswirkung auf das Tätigkeitsfeld (z. B. Übernahme größerer Organisationseinheiten)
- Schlechte, aber auch herausragende Leistungen eines Mitarbeiters (z. B. Minderleistung, aber auch ein erfolgreicher Projektabschluss)
- Akut auftretende Konfliktsituationen (z. B. mit anderen Teammitgliedern oder mit der Führungskraft)
- Häufige oder längere krankheitsbedingte Fehlzeiten

Zu den anlassbezogenen Mitarbeitergesprächen zählen z. B.:
- Konfliktgespräche
- Kritikgespräche
- Abmahnungsgespräche
- Anerkennungsgespräche
- Feedbackgespräche
- Rückkehr- und Fehlzeitengespräche
- Austrittsgespräche

3.2.2 Institutionalisierte (regelmäßige) Mitarbeitergespräche

Institutionalisierte Mitarbeitergespräche beziehen sich in der Regel auf die Betrachtung eines zurückliegenden Zeitraums. Das als Führungsinstrument am meisten bekannte Mitarbeitergespräch ist das in Unternehmen fest verankerte Zielvereinbarungsgespräch (auch als Jahresgespräch bezeichnet). Hierzu zählen auch z. B.:
- Personalentwicklungsgespräche
- Beurteilungsgespräche

Was ist bei der Einführung von institutionalisierten Mitarbeitergesprächen im Unternehmen zu beachten?

Ein wesentlicher Erfolgsfaktor für die erfolgreiche Implementierung von Mitarbeitergesprächen ist eine Schulung der Führungskräfte, um Unsicherheiten/Ängste zu reduzieren und eine strukturierte Vorgehensweise (Standard) für die Umsetzung zu erarbeiten (z. B. ein hausinterner Leitfaden oder eine betriebliche Regelung in Form einer Dienstvereinbarung zur Durchführung von Mitarbeitergesprächen). Die standardisierte Struktur gewährleistet die einheitliche Anwendung mit Nachvollziehbarkeit und Vergleichbarkeit. Unterstützend ist eine frühzeitige Information der Mitarbeiter, um Ängste zu nehmen und die Akzeptanz für dieses Instrument zu stärken, sowie die Einbindung der betrieblichen Interessenvertretungen.

3.3   Schwierige Gesprächssituationen professionell meistern

3.3.1   Umgang mit Störungen und »Killerphrasen«

In fast jeder Besprechung finden sich sog. »Killerphrasen« mit der Absicht, den Besprechungsverlauf zu unterbrechen, Stress zu erzeugen, Inhalte abzulehnen (»abzuwürgen«), Veränderungen zu blockieren oder den Moderator zu stören (»sprachlos zu machen«). Killerphrasen resultieren aus Behauptungen, aus Vorurteilen, aus »Halbwissen«, aus Profilierungsdenken, aus Manipulationsbegehren oder aus Unzufriedenheit.

Killerphrasen sind Scheinargumente die die Aussagen der Besprechungsleitung abschwächen und das Gespräch stören sollen.

— **Die Diskussion abbrechen**
»Was sollen wir denn noch machen?«, »Wenn wir das auch noch machen, dann leidet die Patientenversorgung«

— **Einschüchtern**
»So wird das bestimmt nichts«, »Mit der Strategie kriegen Sie kein Bein auf die Erde«, »Als neue Führungskraft müssen Sie ja nicht gleich alles ändern«, »Das machen wir immer schon so«

— **Entscheidungsfindungen verzögern**
»Wir haben jetzt wichtigere Sachen zu tun«, »Das hat ja schon mal nicht geklappt«, »Wir haben keine Zeit, kein Personal, keine geeigneten Räume«

— **Persönlich angreifen**
»Da haben Sie keine Ahnung davon«, »Studieren bedeutet nicht, dass Sie alles wissen«, »Haben Sie überhaupt schon mal am Bett gearbeitet, um mitreden zu können?«, »Haben Sie das studiert?«, »Haben Sie da überhaupt eigene Erfahrungen?«

— **Überlegenheit signalisieren**
»Ich erlebe das schon länger als Sie«, »Haben Sie erstmal meine Erfahrung«, »Ich habe da schon andere Informationen«, »Ich bin sehr gut vernetzt und bekomme

◘ Tab. 3.1. Beispiele für Killerphrasen, Gegenstrategien und mögliche Antworten durch offene Fragen (»Den Ball zurückspielen«)

Typische Formulierung	Gegenstrategie	Antwort (Beispiel)
»Das klappt doch sowieso nicht«	Den Einwand an die Gruppe weitergeben	»Wie sehen das die anderen?«
»Dafür haben wir keine Zeit«	Den Einwand in die eigene Argumentation einbeziehen	»Vielen Dank für den Hinweis, die Zeitplanung wird in der nächsten Besprechung vorgestellt«
»Wozu soll das gut sein?« »Was haben wir denn davon?«	Einwand positiv würdigen, z. B. »Vielen Dank für Ihren Einwand«	»Auf welchen Aspekt möchten Sie hinweisen?« »Was meinen Sie mit Ihrer Anmerkung?«
»Das hat doch schon mal nicht geklappt«	Einwand umformulieren	»Was hat aus Ihrer Sicht nicht geklappt« »Was muss passieren, damit es klappt?«, »Was muss diesmal anders laufen, dass es klappt?«
»Darum geht es nicht«	Auf der Sachebene antworten, nicht provozieren lassen	»Ich werde es nochmal präzisieren«, »Ich ergänze meine Aussage«
»Da haben Sie keine Ahnung«	Die Absicht ansprechen, nicht provozieren lassen	»Wollen Sie mich persönlich angreifen?«, »Wollen Sie mich mit dieser Bemerkung beleidigen?«

die Informationen aus erster Hand«, »Mit meinen 15 Jahren Betriebszugehörigkeit kenne ich alle«, »Ich habe da so meine Informanden«, »Zu diesem Thema gibt es kein Studienlage«
— **Veränderungen verhindern**
»Das haben wir schon immer so gemacht«, »Das klappt nicht«, »Ich bin schon viele Jahre länger hier, es ändert sich nie etwas«, »Erst mal Wind machen und dann passiert doch nichts«, »Wenn wir lange genug warten, schläft das Thema schon wieder ein«

3.3.2 Strategien zum Umgang mit Killerphrasen

Um adäquat zu reagieren müssen die Störungen und Killerphrasen erkannt werden. Die Reaktionen ergeben sich situationsbezogen (Beispiele aus der Praxis ◘ Tab. 3.1).

▪ **Praxistipp**
— Für die Besprechungsleitung zur eigenen Vorbereitung vorab klären, wer teilnimmt
— Positiver Einstieg, z. B.: Was ist seit der letzten Besprechung gut gelaufen?
— Was soll erreicht werden?
— Welche Themen müssen angesprochen werden?

- Welche Entscheidung muss getroffen werden?
- Auf welche Widerstände muss ich gefasst sein (falls möglich Information zur Vorgeschichte des Themas/Teams einholen)?
- Fragenkatalog erstellen (Welche Fragen gestellt werden sollen)
- Lösungsvorschläge abfragen
- Stille Teilnehmer mit einbeziehen (»Was meinen Sie dazu?«)
- Zeitdisziplin und Besprechungsstruktur (z. B. Zeitfenster für Redebeiträge) einhalten

3.3.3 Umgang mit schwierigen Gesprächssituationen

Gespräche sind komplexe Prozesse mit vielen sich verändernden Faktoren. Der Einsatz von professionellen Gesprächstechniken ist unterstützend für eine zielorientierte Struktur, sie sind Instrumente, um auf unerwartete Situationen reagieren zu können. Gesprächstechniken allein sind aber kein Garant für einen gelungenen Gesprächsverlauf. Oftmals unterschätzt werden verbale und nonverbale Elemente, welche, bewusst und unbewusst, Gesprächsverläufe verändern können.

So wirken z. B. verschränkte Arme als Barriere und können genauso blockieren wie etwa hochgezogene Augenbrauen mit gleichzeitig herabgezogenen Mundwinkeln oder eine Überschreitung der Komfortzone durch Verringerung des Abstands der Gesprächspartner.

Als Gesprächsführender oder Besprechungsleiter ist eine Selbstreflexion über das eigene Gesprächsverhalten wichtig.

- »Welche Gesprächstechniken sind mir bekannt?«
- »Worauf kommt es an?«
- »Wie reagiere ich in welcher Situation?«
- »Wie gehe ich mit Störungen, Emotionen, Missverständnissen, Ängsten, persönlichen Angriffen und Provokation um?«
- »Verstehe ich Mitarbeitergespräche als Führungsaufgabe?«
- »Wo benötige ich evtl. einen Qualifikationsaufbau?«
- Wo sind meine Schwächen? Sind diese Schwächen im Team evtl. bekannt? (Diese Fragestellung ist bei Führungskräften, die aus dem Team aufgestiegen sind, wichtig, um sich auf Gespräche vorzubereiten und durch eigene Ängste und Unsicherheiten nicht angreifbar zu werden.)

Mitarbeitergespräche und Gesprächssituationen

Ina Welk

I. Welk, *Mitarbeitergespräche in der Pflege*,
DOI 10.1007/978-3-662-48101-1_4, © Springer-Verlag Berlin Heidelberg 2015

4.1 Ablehnungsgespräch (für eine Fort- oder Weiterbildung)

- **Worum geht es in diesem Gespräch?**

Ablehnen und Nein-Sagen fällt vielen Führungskräften schwer. In Ablehnungsgesprächen und -situationen geht es vordergründig um die sachliche Begründung und Klarheit der Entscheidung (»kein Wenn und Aber«). Mitarbeiter nehmen deutlich wahr, wenn sich die Führungskraft unsicher ist, z. B. durch rechtfertigende Formulierungen und Reaktion auf verbale Provokationen (»Alle gehen zur Fortbildung, nur ich darf nicht«, »Dann gehe ich eben zum Personalrat«).

- **Anlass/Inhalt**

Durch den Mitarbeiter beantragte Fort- und Weiterbildungsmaßnahmen oder Kongressteilnahmen können nicht gewährt werden. In der Regel wird das Gespräch durch den Mitarbeiter initiiert, im Alltag findet sich häufig der »Überfall zwischen Tür und Angel« mit der Bitte um Genehmigung des Antrages. Um sich auf das Anliegen vorzubereiten, ist eine Terminierung des Gesprächs sinnvoll. Die Führungskraft kann so die Grundlagen für eine Entscheidungsfindung sachlich aufbereiten und eine deutliche Begründung für die Ablehnung formulieren.

- **Ziel/e**

Sachliche Begründung für die Ablehnung.

- **Struktur/Durchführung**

Im Gespräch auch den Mitarbeiter begründen und konkretisieren lassen, was die beantragte Fort- und Weiterbildungsmaßnahme für den Mitarbeiter persönlich bringt und welche Vorteile für den Patienten, das Unternehmen und das Team aus seiner Sicht zu erwarten sind.

- **Besonderheiten**

Um eine Demotivation zu vermeiden, soll in einem Ablehnungsgespräch das Engagement des Mitarbeiters zur Teilnahme an einer Fort- oder Weiterbildungsmaßnahme durch die Führungskraft positiv gewürdigt werden. Die Ablehnungsbegründung erfolgt sofort und sachlich durch Einsatz von Ich-Formulierungen.

- **Stolpersteine**

− Nie die Ablehnung ursächlich durch Dritte begründen, z. B. »Von mir aus könnten Sie ja an der Fortbildung teilnehmen, aber die da oben haben ja kein Budget dafür« (diese

Formulierung vermittelt z. B. einen Loyalitätskonflikt gegenüber dem Unternehmen und schwächt die Führungsrolle)

— Die Mitarbeiter merken schnell, wenn ihrer Führungskraft das Nein-Sagen oder eine klare Entscheidung schwerfällt. Wird die Zustimmung erteilt, um den Mitarbeitern einen »Gefallen« zu tun, wird dieses Verhalten schnell im Team bemerkt und die Mitarbeiter entwickeln aus diesem Führungsverhalten eine »Strategie«, um ihre Forderungen durchzusetzen (Dominoeffekt).

— Vermeiden Sie am Ende des Gesprächs Formulierungen, die der Mitarbeiter evtl. als vermeintliche Zusage für einen anderen Zeitpunkt verstehen könnte, z. B. »Vielleicht klappt es dann im nächsten Quartal.« Ein positiver und neutraler Abschluss ist z. B. der Hinweis auf erneute Prüfung und Entscheidungsfindung im nächsten Jahr.

■ **Praxistipp**

— Teilen Sie dem Mitarbeiter die tatsächliche Begründung der Ablehnung mit und schließen das Gespräch positiv ab, indem Sie sich für das Gespräch und das gezeigte Engagement bedanken.

— Lassen Sie sich nach der Absage nicht auf Diskussionen ein, ob es nicht vielleicht doch möglich ist.

— Erstellen Sie für sich für Ihre Argumentation eine Liste von übergeordneten (unternehmensinternen, stationsbezogenen) Ablehnungsgründen. Beispiele der gebräuchlichsten Begründungen sind:

— Die aktuelle Budgetsituation

— Die momentane Arbeitssituation auf Station, z. B. akuter pflegerischer Mehraufwand, hoher Personalausfall

— Die Einhaltung von internen Vorgaben in der Personaleinsatzplanung (Dienstplanung) in Bezug auf die Anzahl der Mitarbeiter die zeitgleich geplant abwesend sein dürfen

— Die Veränderungen der Aufgaben- oder Organisationsstruktur erfordert die Überarbeitung des Qualifikationskonzeptes

— Der erforderliche Soll-Ist-Abgleich in der Fort- und Weiterbildungsplanung (Kompetenzanalyse)

— Die Verletzung von Anweisungen, Dienstvereinbarungen etc. bei Zustimmung

> ❯ Durch spontane Sonderzusagen (z. B. Studium, Finanzierung und Freistellung) können Präzedenzfälle mit unvorhersehbaren systemischen Konsequenzen geschaffen werden; spezielle Anträge benötigen vorab eine Grundsatzentscheidung im Unternehmen

4.2 Angehörigengespräch

- **Worum geht es in diesem Gespräch?**

Die Kommunikation zwischen Krankenhauspersonal und Angehörigen ist ein wichtiges Kernelement für den Aufbau einer
Beziehungsebene und wird als asymmetrische Kommunikation
bezeichnet, d. h., alle an der Patientenversorgung beteiligten Personen verfügen über Informationen und Wissen, über das die Angehörigen nicht verfügen. Angehörige von Patienten befinden sich
physisch und vor allem psychisch oftmals in einer Ausnahmesituation. Einen besonderen Stellenwert hat das Angehörigengespräch
zum Thema Organspende und bei psychiatrischen Erkrankungen
(dieses Gespräch ist ärztliche Aufgabe).

- **Anlass**

Angehörige haben besondere Ansprüche an die Kommunikation,
da sie mit der Erkrankungssituation ihrer Angehörigen häufig
emotional überfordert sind. Außerdem treffen sie im Kranken-
hausalltag mit ihren Ängsten und Sorgen um den Angehörigen auf
ein unbekanntes, beängstigendes Umfeld.

- **Ziel/e**

Die Angehörigen eines Patienten sind stets ausreichend über die
Erkrankung, über die diagnostischen und therapeutischen Maßnahmen, über den Behandlungsverlauf sowie über die Durchführung und das Ergebnis pflegerischer Interventionen informiert.
Wichtige Informationen in Bezug auf eine Beratung über die
Phase nach der Krankenhausentlassung, Anleitung im Umgang
mit den Gesundheitseinschränkungen im häuslichen Umfeld
(Angehörigenedukation und Unterstützung zur Selbsthilfe) und
die Vermittlung von Kontaktdaten, z. B. zu Selbsthilfegruppen, zu
Versicherungsträgern in Fragen der Kosten- und Leistungsinan-
spruchnahme, aber auch in der Begleitung ihrer sterbenden Angehörigen und der Trauerbewältigung. Ein Hauptziel der Gespräche
mit Angehörigen ist die emotionale Unterstützung (»Zuhören«)
als Entlastungssituation. In der Palliativmedizin und -pflege erfolgen dadurch eine bewusste Angehörigenbetreuung und ein inten-
siver Einbezug.

- **Inhalt/Struktur/Durchführung**

Der Inhalt, die Gesprächsstruktur und der Zeitpunkt der Durchführung orientieren sich an den Bedürfnissen der Angehörigen
nach:

— Information (adressatengerecht) über Zustand und Perspektiven,
— aktivem Einbezug in die Pflege während des stationären Krankenhausaufenthaltes,
— Unterstützung bei der häuslichen Pflege und
— Gesprächspartnern (hier kann z. B. auch der Wunsch nach religiösem Beistand geäußert werden).

- **Besonderheiten**
Angehörige haben in der Regel den Wunsch, ihren Angehörigen nah zu sein.
— Emotionen unterschiedlicher Ausprägung können vorhanden sein (z. B. gilt es unter diesem Aspekt, den kulturellen Hintergrund zu akzeptieren).
— Die Angehörigen erwarten Verständnis für ihre Ausnahmesituation.

- **Stolpersteine**
Ein unprofessioneller Umgang mit Emotionen der Angehörigen, wie z. B. Wut, Trauer, Aggression oder Schuldgefühle, Gefühle der eigenen Unzulänglichkeit oder Vorwürfe der Angehörigen gegenüber dem Team, nicht alles zu tun, verhindern ggf. einen vertrauensvollen Aufbau in der Beziehung Patient-Pflegekraft-Angehörige. Bei bekannt knappen Zeitressourcen im Arbeitsablauf braucht es für Angehörigengespräche Zeit und ein möglichst störungsfreies Umfeld. Gespräche sollen nicht »zwischen Tür und Angel« geführt werden, da Angehörige evtl. akuten Fragebedarf nicht zeitnah und/oder strukturiert formulieren können.

- **Praxistipp**
— Informationsbroschüren (Flyer) für bestimmte Bereiche, z. B. Intensivstationen, geben den Angehörigen einen Überblick über die besonderen Gegebenheiten, mit denen sie konfrontiert werden, wie z. B. Schutzkleidung, Beatmungsgeräte und umgebende Medizintechnik.
— Visitenkarten mit Bezeichnung und Erreichbarkeit der Station.
— Das Angebot von Gesprächszeiten im ärztlichen und pflegerischen Bereich unterstützt Angehörige und den Stationsablauf.

4.3 Anleitungsgespräch

- **Worum geht es in diesem Gespräch?**

Anleitungsgespräche sind ein Strukturelement der Praxisanleitung im Rahmen der Ausbildung, während eines Praktikums und Bestandteil in der Einarbeitungsphase von neuen Mitarbeitern.

> **Kommunikation ist die Grundlage für jede Anleitungssituation.**

- **Anlass**
- Anleitung/Unterweisung von Auszubildenden und Praktikanten
- Anleitung/Unterweisung von neuen Mitarbeitern in der Einarbeitung

- **Ziel/e**
- Einführung in den Arbeits- und Aufgabenbereich
- Informationsaustausch durch gegenseitiges Feedback
- Theorie-Praxis-Wissenstransfer (Wissens- und Informationsvermittlung)
- Förderung der Zusammenarbeit
- Partizipative Anleitung
- Optimierung der Anleitungs- und Arbeitsplanung
- Steigerung der Arbeitsqualität
- Beratung bei Problemen, Konflikten, Defiziten und Berufsorientierung
- Erhöhung der Arbeitszufriedenheit und Motivation
- Eigen- und Fremdeinschätzung/Bewertung (Beurteilung)
- Bei neuen Mitarbeitern fördert die Durchführung von Anleitungsgesprächen eine schnellere Integration ins Team und einen schnelleren Einsatz der Arbeitsleistung
- Unter dem Aspekt der Mitarbeitergewinnung ist das regelhaft durchgeführte Anleitungsgespräch in der Praxisanleitung ein positives Wettbewerbsmerkmal und wird unter den Auszubildenden kommuniziert

- **Inhalt/Struktur/Durchführung**

Das Anleitungsgespräch besteht aus den 3 Kernelementen:
- Beratung (Reflexion, Feedback),
- Planung der Arbeitsaufgaben und Tätigkeitsinhalte und
- individuelle Förderung und Entwicklung

und sollte regelmäßig stattfinden. Ergänzend zu den Gesprächen findet die Begleitung in der praktischen Umsetzung (Theorie-Praxis-Transfer) statt.

Zur Vorbereitung gehören:
— Termin und Gesprächsdauer festlegen und mitteilen
— Geeigneten Raum suchen

Vorbereitung für den Gesprächsführenden:
— Welche Themen sollen besprochen werden?
— Was soll geklärt werden?
— Werden Schwierigkeiten erwartet?
— Welche Unterlagen (z. B. Notizen aus vorherigen Gesprächen) und Informationen werden benötigt?

Im Gespräch:
— Ankommen erleichtern und durch persönliche Worte den Kontakt zum Gesprächsteilnehmer herstellen
— Besprechung der Themen die angesprochen werden
— Feedback durch konstruktive gegenseitige Rückmeldung
— Treffen von Absprachen, Aufgaben und Zielen in der Anleitung/ Einarbeitung

Nachbereitung:
— Protokoll erstellen

■ **Besonderheiten**
Das Gespräch hat einen vertraulichen Charakter. Informationen über Inhalte und Ergebnisse des Gesprächs werden nur mit beiderseitigem Einverständnis weitergegeben.

■ **Stolpersteine**
Wechselnde Ansprechpartner mit unterschiedlicher Qualifikation und Weglassen der Anleitung bei personellen Engpässen (»ins kalte Wasser werfen«).

Bei Nachlassen der Motivation muss durch ein Mitarbeitergespräch die Ursache identifiziert werden. Gründe für das Nachlassen der Motivation können sein:
— Kein Raum, um eigene Vorstellungen und Fähigkeiten einzubringen
— Kein sichtbarer Erfolg

- Wenn die Tätigkeit als sinnlos erscheint
- Über- oder Unterforderung
- Erleben von Zwang/Druck
- Störungen in der Kommunikation
- Konflikte im Team (z. B. Mobbing, Ausgrenzung)
- Private, belastende Lebenssituationen, die von der Arbeit ablenken

Verläuft die Anleitungshase/Einarbeitungsphase nicht zufriedenstellend und führen die Anleitungsgespräche zu keiner Veränderung, muss die Übernahme des Auszubildenden/Praktikanten bzw. der Einsatz des neuen Mitarbeiters nach der Probezeit überdacht werden.

- **Praxistipp**

Die Durchführung einer Kompetenzanalyse (was kann der Auszubildende/neue Mitarbeiter besonders gut, wo liegen Defizite) kann helfen, eine individuelle Personalentwicklung durchzuführen und die Zeitschiene der Einarbeitungsdauer individuell nach den Vorkenntnissen anzupassen. Um den Einarbeitungs- und Entwicklungsverlauf mit möglichen Problemfeldern und Abweichungen zu identifizieren, erfolgt eine Dokumentation der Gespräche. Diese Protokolle sind Grundlage für die Folgegespräche.

Beispielfragen für ein Anleitungsgespräch:
- Frage nach dem Befinden des Mitarbeiters/Auszubildenden/ Praktikanten
- Wie ist die Zusammenarbeit im Team?
- Reflektion über die Aufgaben und Arbeitszufriedenheit
- Wie ist die Motivation?
- Was läuft gut, was kann besser sein?
- Wo ist Unterstützung notwendig?
- Was hat der Gesprächsteilnehmer für Wünsche, Anregungen, Ängste?

Bei Einarbeitung neuer Mitarbeiter:
- Wie sieht der Mitarbeiter die weitere Entwicklung?
- Wie sieht die Führungskraft die weitere Entwicklung

4.4   Austrittsgespräch

- **Worum geht es in diesem Gespräch?**

Das Austrittsgespräch wird auch als Kündigungsgespräch bezeichnet und der Gruppe der anlassbezogenen Mitarbeitergespräche zugeordnet. Es zählt zu den schwierigsten und unangenehmsten Managementaufgaben (Trennungsmanagement) für Vorgesetzte und Führungskräfte. Austritte beinhalten nicht nur den Verlust eines Mitarbeiters, sondern haben je nach Anlass Auswirkungen auf wirtschaftliche Ziele und auf die Außenwirkung (Image) des Unternehmens.

- **Anlass**

Austrittsgespräche werden mit Mitarbeitern geführt, die das Unternehmen verlassen. Die Durchführung eines Austrittsgesprächs erfolgt in der Regel bei Beendigung des Arbeitsverhältnisses durch Kündigung des Mitarbeiters, sollte aber auch bei Mitarbeitern durchgeführt werden, bei denen die Kündigung durch den Arbeitgeber ausgesprochen wurde.

Anlässe für die Durchführung eines Austrittsgespräches können sein:

- Kündigung durch den Arbeitgeber (betriebs-, personen- oder verhaltensbedingt, außerordentlich)
- Kündigung durch den Mitarbeiter
- Ausscheiden des Mitarbeiters bei Erreichen des regulären Renteneintrittsalters oder bei gesundheitlichen Situationen (Erwerbsminderung), die eine Fortführung der Berufstätigkeit nicht mehr zulassen

- **Ziel/e**

Die Ziele leiten sich aus dem jeweiligen Anlass ab. Für alle Beteiligten gilt es, eine professionelle Gesprächsebene zu entwickeln, eine emotionale Eskalation und die Fortführung des Trennungsmanagements vor dem Arbeitsgericht zu vermeiden und eine möglichst einvernehmliche, faire und soziale Lösung zu finden.

- **Inhalt/Struktur/Durchführung**

Das Austrittsgespräch erfordert eine sorgfältige Vorbereitung, eine strukturierte, juristisch nicht angreifbare Durchführung und eine Nachbereitung für die Dokumentation. Es muss der richtige Zeitpunkt gewählt werden, um ggf. die Zeit bis zum Austritt nicht zur Belastung für den Mitarbeiter und das Team werden zu lassen. Eine Vorbereitung auf mögliche Fragen muss stattfinden, wenn die Trennung durch einen Anwalt begleitet wird. Eine Beratung sollte durch die Personalabteilung in Bezug auf Kündigungsfrist, Urlaubsanspruch, Überstundensituation, Arbeitsvertrag, Dokumentation von Anlässen, die zur Kündigung geführt haben, Anspruch auf Abfindung und Vollständigkeit der Personalakte erfolgen.

Das Austrittsgespräch wird in der Regel durch den übergeordneten Vorgesetzten geführt, da ggf. eine vorhergegangene Problemsituation mit der unmittelbar vorgesetzten Führungskraft die Gesprächssituation belasten kann. Je nach hausinternen Vorgaben und Austrittsanlass erfolgt das Gespräch auch durch einen Vertreter der Personalabteilung (neutrale Position als Gesprächsführender).

Wichtige Punkte im Rahmen der Gesprächsführung bei Mitarbeiteraustritt (Beispiel):

- Positive Gesprächseröffnung zur Schaffung einer Gesprächsatmosphäre
- Vertraulichkeit der Gesprächsinhalte zusichern
- Hinweis, dass das Zeugnis nicht durch die Gesprächsinhalte beeinflusst wird
- Erläuterung, warum es wichtig für das Unternehmen ist, die Austrittsgründe zu identifizieren (»lernende Organisation«)
- Fragen nach Erleben der Unternehmensstrategie, Unternehmenskultur, von Betriebsklima, Arbeitsbedingungen, Arbeitsbelastungen, Führungsstil, persönlicher und fachlicher Weiterentwicklung
- Was verbindet der Mitarbeiter Positives mit dem Unternehmen?
- Wie sieht die berufliche weitere Planung des Mitarbeiters aus?
- Falls die Kündigung vom Mitarbeiter initiiert wurde, ggf. Halteversuch, um den Mitarbeiter umzustimmen
- Abstimmung, wie die weitere Bearbeitung des Austrittsverfahrens gestaltet wird und ob der Mitarbeiter z. B. Vorgaben einhalten muss (z. B. Meldung beim Arbeitsamt)
- Abschluss des Gesprächs mit guten Wünschen für die Zukunft

> Je nach Ausscheidungsgrund ist die Rückmeldung nicht immer objektiv und emotional belastet.

- **Kernelemente für das Austrittsgespräch bei Kündigung durch den Arbeitgeber**
- Konsequente Kündigungsaussprache mit Begründung und Stellungnahme der Gesprächsteilnehmer (Vorgesetzte, Mitarbeiter der Personalabteilung) zu den Gründen, die zur Kündigung geführt haben

- Hinweis auf das weitere Vorgehen im Zusammenhang mit der Kündigung und die einzuhaltenden Vorgaben für den Mitarbeiter (z. B. die Meldung an die Agentur für Arbeit, um die finanziellen und formalen Rahmenbedingungen für den Bezug von Leistungen abzuklären)
- Unterstützungsmöglichkeiten, z. B. bei einer betriebsbedingten Kündigung aufzeigen

Die Art und Weise, wie eine arbeitgeberseitige Kündigung mit dem Mitarbeiter kommuniziert wird, beeinflusst die Offenheit des Mitarbeiters und dessen Bereitschaft für eine sog. Outplacement-Maßnahme, d. h., mit Unterstützung des ehemaligen Arbeitgebers wird, idealerweise noch vor Ablauf der Kündigungs- bzw. Freistellungsfrist, eine externe Berufs- und Karriereberatung/Coaching ermöglicht, um Arbeitslosigkeit zu vermeiden und eine neue Aufgabe zu finden. Das Outplacement-Angebot findet sich vor allem beim Trennungsmanagement in der Führungsebene.

- **Kündigung durch den Mitarbeiter**
- Klärung der Beweggründe für eine Kündigung durch den Mitarbeiter selbst
- Hinweis auf das weitere Vorgehen im Zusammenhang mit der Kündigung und die einzuhaltenden Vorgaben für den Mitarbeiter (z. B. die Meldung an die Agentur für Arbeit, um die finanziellen und formalen Rahmenbedingungen für den Bezug von Leistungen abzuklären)

Bei geeigneten Mitarbeitern kann das Austrittsgespräch ggf. mit einem Halteversuch (Haltegespräch) eröffnet werden, um den Mitarbeiter zu motivieren, die Entscheidung zu überdenken und die Kündigung zurückzunehmen.

- **Besonderheiten**

Je nach Anlass stellt das Austrittsgespräch sehr hohe Anforderungen an den Gesprächsführenden, um Informationen durch den ausscheidenden Mitarbeiter zu gewinnen, die nicht von Emotionen und Wertungen geprägt sind. Die Austrittsgespräche bei Kündigung durch den Mitarbeiter beinhalten idealerweise die Kombination eines persönlichen Gesprächs mit einem standardisierten Fragebogen (kann nach dem Gespräch auch anonymisiert zurückgeschickt werden). Der Fragebogen ermöglicht eine systematische und vergleichbare Auswertung, das persönliche Gespräch kann detaillierte Informationen differenzieren. Um den ausscheidenden Mitarbeitern die Angst vor evtl. negativen Konsequenzen, wie z. B.

ein schlechteres Arbeitszeugnis, zu nehmen, erfolgt das Austrittsgespräch nach Erhalt des Zeugnisses, bzw. am letzten Arbeitstag.

Bei den arbeitgeberseitig ausgesprochenen Kündigungen muss mit unterschiedlichen Reaktionen des betroffenen Mitarbeiters gerechnet werden, da der Verlust des Arbeitsplatzes zu existenziellen Ängsten und in der Regel zu einem Einbruch des Selbstvertrauens und des Selbstwertgefühls führt.

Da die Begründungen in der formalen Kündigung nicht immer mit den wirklichen Umständen identisch sind, bieten Austrittsgespräche ein wertvolles Instrument, um andere Ursachen für das Ausscheiden zu identifizieren (Fluktuationsanalyse). Je nach Anlass des Austritts kann der Arbeitgeber wertvolle Informationen über die »wahren« Hintergründe für die Kündigung gewinnen, z. B. ob betriebliche Gründe vorliegen, personenbezogenes Führungsverhalten und/oder die Arbeitsbelastungen als Begründungen im Vordergrund stehen. Manchmal demaskieren sich Austrittsbegründungen in Bezug auf Unvereinbarkeit von Beruf und Familie als Vorwand bei zusätzlich bestehenden betrieblichen negativen Bedingungen.

Scheidet der Mitarbeiter aus Altersgründen und/oder gesundheitlichen Einschränkungen aus, ist das Austrittsgespräch eine Gelegenheit, dem Mitarbeiter wertschätzend für die geleistete Arbeit zu danken.

> **Austrittsgespräche müssen eine absolute Vertraulichkeit gewährleisten. Der Mitarbeiter ist nicht verpflichtet, die Gründe für das Ausscheiden offenzulegen.**

- **Stolpersteine**
  - Ungenügende Information über juristische Fakten, z. B. Kündigungsschutzgesetz
  - Kündigungen durch den Arbeitgeber sind oftmals mit Emotionen verbunden und erfordert eine erhöhte Sensibilität in der Wahrnehmung, wie der Mitarbeiter reagiert und ob ggf. Kurzschlussreaktionen zu befürchten sind

- **Praxistipp**

Austrittsgespräche sollten mit jedem Mitarbeiter geführt werden, der das Unternehmen verlässt. Beispiel für ein Anschreiben mit Fragebogen (kann auch als anonymisierte Rückmeldung angeboten werden) falls der Mitarbeiter sich in einem persönlichen Gespräch nicht offen über die Austrittsgründe äußern möchte. Oftmals werden Gesprächsangebote oder schriftliche Rückmeldungsbögen nach dem Austritt wahrgenommen (◘ Abb. 4.1, ◘ Abb. 4.2).

Wir wünschen uns Ihr Feedback

Sehr geehrte/r Frau/ Herr......,

um uns durch Ihr Ausscheiden die Möglichkeit zu geben, mögliche Schwachstellen im Unternehmen zu identifizieren und uns als Arbeitgeber weiterzuentwickeln, möchten wir Sie um ein Feedback bitten.

Wir würden uns freuen, wenn Sie den Fragebogen beantworten und an uns zurücksenden, gern auch anonym mit dem beigefügten und bereits adressierten Freiumschlag.

Wir bedanken uns und wünschen Ihnen alles Gute für Ihre weiteren Planungen.

Mit freundlichem Gruß

NN

Personalabteilung

Anlagen:

Fragebogen, Rückumschlag

◻ **Abb. 4.1** Anschreiben Mitarbeiter für Rücksendung Feedback-Bogen nach Austritt (Kündigung durch den Mitarbeiter)

4.5   Beförderungsgespräch

- **Worum geht es in diesem Gespräch?**

Das Beförderungsgespräch gehört zu den Gesprächen, die im Rahmen der Personalentwicklung durch die Führungskraft geführt werden. Üblicherweise ist das Thema Personalentwicklung (und weiter Karriereplanung) Bestandteil der Zielvereinbarungsgespräche. Das Beförderungsgespräch erfolgt, wenn die Entscheidung durch das Unternehmen getroffen wird (z. B. wenn ein geeigneter Mitarbeiter durch den übergeordneten Vorgesetzten »ausgewählt wird«).

Das Gespräch in Bezug auf eine Beförderung kann auch vom Mitarbeiter initiiert werden (z.B. Bewerbungsinteresse für eine ausgeschriebene Position im Unternehmen).

- **Anlass**

Der Gesprächsanlass ist positiv, da eine Beförderung als eine wertschätzende Anerkennung der Arbeitsleistung, der Kompetenzen und der Persönlichkeit empfunden wird. Der beförderte Mitarbeiter wird einen hohen Motivationsgrad aufweisen.

Ihr Feedback für das ....

Sehr geehrter Herr/ Frau ....,

um uns durch Ihren Austritt aus dem .... die Möglichkeit zu geben, mögliche Schwachstellen im Unternehmen zu identifizieren und uns weiterzuentwickeln, möchten wir Sie um ein Feedback bitten. Bitte beantworten Sie, <u>gern auch anonym</u>, folgende Fragen:

1. Wie sind Sie damals zu uns ins Unternehmen gekommen?
....
....
....

2. Welchen Grund (Gründe) haben Sie für Ihren Austritt?
....
....
....

3. Wir möchten aus Ihrem Ausscheiden lernen. Was können wir zukünftig als Arbeitgeber besser machen?
....
....
....

4. Welche positiven Erinnerung/en verbinden Sie mit dem Unternehmen?
....
....
....

5. Was ist bei Ihrem neuen Arbeitgeber besser als bei uns?
....
....
....

Wir bedanken uns für Ihre Rückmeldung und bitten um Antwort (ein frankierter Rückumschlag ist diesem Schreiben beigefügt).

Mit den besten Wünschen

NN

Anlage: frankierter Rückumschlag

◨ **Abb. 4.2** Textvorlage für Rückmeldungsbogen bzgl. Austrittsbegründung bei Kündigung durch den Mitarbeiter

▪ **Ziel/e**

Wird ein Mitarbeiter befördert, führt dies mitunter zu Reaktionen und komplexen Adaptationsprozessen im Team. Ziel ist es, den Mitarbeiter in der neuen Aufgabe zu unterstützen und die Teamentwicklung unter der neuen Zusammensetzung oder in den veränderten Rollen (wenn der Mitarbeiter z. B. aus dem Team

»aufsteigt«) zu stabilisieren und ggf. konfliktträchtige Konkurrenzsituationen aufzuarbeiten.

- ▪ **Inhalt/Struktur/Durchführung**
- ▬ Die Gratulation zur Beförderung
- ▬ Die Anerkennung der Leistungen, die zur Beförderung geführt haben
- ▬ Die Heraushebung, welche Gründe für diese Personalentscheidung verantwortlich sind
- ▬ Das Vertrauen in den beförderten Mitarbeiter aussprechen (»Wir sind uns in der Entscheidung sicher, Ihre Leistungen haben überzeugt«)
- ▬ Das Signal der Führungskraft, den Mitarbeiter zu unterstützen

- ▪ **Besonderheiten/Stolpersteine**

Beförderungen von Mitarbeitern lösen häufig komplexe Reaktionen im Team aus (z. B. Angst vor Veränderung, Ablehnung und Neid bis hin zur Abnahme der Motivation und Leistungsbereitschaft).

> ❯ **Die Führungskraft muss im Rahmen der Teaminformation über die anstehende Beförderung Kommunikationsgeschick beweisen und auf mögliche Reaktionen vorbereitet sein**

Gab es mehrere Bewerber aus dem Team oder besteht eine unterschiedliche Altersstruktur im Team (die Beförderung wurde einer jungen Mitarbeiterin ausgesprochen), kann die Beförderung einen Team- und/oder interpersonellen Konflikt demaskieren, vor allem wenn sich andere Mitarbeiter Chancen ausgerechnet hatten.

Die Bandbreite der Reaktionsmöglichkeiten kann nicht allein durch die Implementierung von strukturierten Methoden der Karriereplanung (Mitarbeitergespräche, Beurteilungen, transparente Beförderungsplanung im Unternehmen) gelöst werden. Kommunikationskompetenz ist hierbei extrem wichtig.

- ▪ **Praxistipp**
- ▬ Etablierung einer Führungskultur mit Mitarbeitergesprächen, um den Weg für Personalentscheidungen transparent zu machen
- ▬ Die Kommunikation der Beförderung zeitnah nach Entscheidungsfindung im Team
- ▬ Ggf. Führen eines Konfliktgesprächs, um Konflikte frühzeitig anzugehen und nicht eskalieren zu lassen

— Thematisierung der Vorzüge eines Mehrgenerationen Teams als Bestandteil der Führungskräfteentwicklung etablieren

Die Führungskraft sollte sich für die Gestaltung eines Beförderungsgespräches vorbereiten. Beispielinhalte und -fragen:
— Warum soll der Mitarbeiter befördert werden (Begründung)?
— Darstellung der neuen Aufgabe/Position und der Bezug zu den Unternehmenszielen
— Welche Ziele hat der Mitarbeiter in Bezug auf seine berufliche Qualifikationsentwicklung?
— Wie kann der Mitarbeiter motiviert werden, diese Herausforderung anzunehmen?
— Welcher Unterstützungsbedarf ist notwendig?
— Wie reagiere ich als Führungskraft, falls der Mitarbeiter die Beförderung nicht annehmen möchte? Welche Gründe können dazu führen?
— Wie kommuniziere ich die Beförderung im Team?

- **Praxistipp für Mitarbeiter, die initiativ eine »Beförderung« anstreben**

Das signalisierte Interesse für die Übernahme von mehr Verantwortung und/oder neuen Aufgaben oder einer neuen Position ist primär ein positives Zeichen für den Vorgesetzten. Um das Anliegen professionell vorzutragen, ist eine Vorbereitung auf das Gespräch sinnvoll. Hierzu zählen:
— Aktuelle Informationen über die zukünftige Weiterentwicklung des Unternehmens einholen (auch über die angestrebte neue Aufgabe/Position)
— Der richtige Zeitpunkt für das Gespräch
— Eine klare und konkrete Formulierung bzgl. des Anlasses für eine Beförderung und was angestrebt wird (»nicht herumeiern«)
— Auf Fragen vorbereitet sein (z. B. »Warum bewerben Sie sich?«, »Wo liegen Ihre Stärken?«, »Was qualifiziert Sie für die Beförderung? «, »Welche Ergebnisse konnten Sie erfolgreich umsetzen?«, »Welche Vorstellung haben Sie in Bezug auf die neuen Aufgaben, die neue Position?«, »Wie sehen Sie die Ergebnisse der letzten Zielvereinbarungsgespräche (falls durchgeführt)?«, »Wie sehen Sie die letzten Beurteilungen?«)
— Auf ein Nein professionell vorbereitet sein (z. B. keine emotionalen Entgleisungen, keine Drohungen, z. B. mit Wechsel des Arbeitgebers, den Vorgesetzten nicht unter Druck setzen)

4.6   Beschwerdegespräch (Umgang mit Beschwerden)

- **Worum geht es in diesem Gespräch?**

Beschwerden, z. B. durch Patienten, können wertvolle Informationen für das Unternehmen bieten und zu Verbesserungen genutzt werden. Der professionelle Umgang mit unzufriedenen Patienten und funktionierende Beschwerdemanagement-Strukturen sind wichtige Instrumente für die Patientenzufriedenheit und die Patientenbindung.

- **Anlass**
- Beschwerdeführung durch Patienten/Angehörige
- Beschwerdeführung von Mitarbeitern über Kollegen

Sind der Patient oder seine Angehörigen im Rahmen des Krankenhausaufenthaltes z. B. mit der Organisation (lange Wartezeiten), mit dem Personal (Unfreundlichkeit), der Behandlung und Pflege oder den Hotelleistungen (Unterkunft, Verpflegung) nicht zufrieden, so können sie sich an das Beschwerdemanagement wenden. In der Regel ist das Personal vor Ort die erste Anlaufstelle. Die Mitarbeiter sind häufig mit dieser, meistens unangenehmen Situation, im Klinikalltag überfordert.

- **Ziel/e**
- Professionelle Beschwerdeannahme
- Professioneller Umgang mit Beschwerdeführern
- Deeskalation von Beschwerdeverhalten

- **Inhalt/Struktur/Durchführung**
- Dem Beschwerdeführer Zeit geben und Bedauern ausdrücken, dass Unannehmlichkeiten empfunden wurden
- Bedanken, dass die Beschwerde geäußert wurde und diese an die richtige Stelle geleitet wird
- Zuhören (aktives und bewusst)
- Nachfragen, ob der Beschwerdeführer aus seiner Sicht Verbesserungen vorschlägt
- Das Verstandene wiederholen und zusammenfassen

- **Besonderheiten**

> Beschwerden bieten wertvolle Informationen über einen Optimierungsbedarf im Unternehmen (Prozesse, Abläufe, Kommunikation, Verhalten, Zusammenarbeit, Hotelleistungen etc.) und mitunter auch Lösungsvorschläge durch den Beschwerdeführer.

— Keine Formulierung wie z. B. »Dafür bin ich nicht zuständig«, »Da habe ich keine Zeit für«, »Da sind Sie bei mit falsch« wählen
— Nicht automatisch in eine Verteidigungshaltung gehen
— Keine Bestätigung der Beschwerdegründe, z. B. »Ja in der Röntgenabteilung muss man immer so lange warten«, »Der Dr. XY ist immer so unfreundlich, das ist bekannt«.

- **Stolpersteine**
— Den Beschwerdeführenden unterbrechen, »abwimmeln« und die Zuständigkeit abschieben: »Da gibt es eine richtige Stelle für die Beschwerden«
— Schuldzuweisungen an andere Stationen und Bereiche oder Personen: »Da beschweren Sie sich mal bei denen da oben, wir wissen, dass wir zu wenig Personal haben«
— Bagatellisieren: »Na so schlimm kann das Warten doch nicht sein, Sie haben im Krankenhaus ja genug Zeit«
— Den Beschwerdegrund auf den Patienten zurückspiegeln: »Da sind Sie ja wohl selber schuld dran«

- **Praxistipp**
— Für Beschwerden von Patienten und/oder Angehörige Etablierung eines Beschwerdemanagements (Lob und Kritik) im Unternehmen
— Das Dienstleistungsverständnis als Mitarbeiter des Unternehmens auch für Beschwerdeannahmen schulen (z. B. Fortbildung)
— Die Informationen über die hauseigenen Lob- und Kritikstrukturen durch Aushänge auf Station, Informationsflyer und in der Intra- und Internetpräsenz kommunizieren
— Beschwerdegründe auswerten (lassen), um nach Analyse Nachbesserungsmaßnahmen anzustoßen

4

— Den Beschwerdeführern eine Rückmeldung (meistens erfolgt dies durch das Beschwerdemanagement) geben, was mit der Beschwerdeführung erfolgt ist und welche Veränderungen getroffen wurden

- **Sonderform: Beschwerden über Kollegen im Team bei der Führungskraft**

Das Beschwerdegespräch über Kollegen wird in der Regel über den Mitarbeiter (als Beschwerdeführer) bei der Führungskraft initiiert. Für diese Form des Mitarbeitergesprächs gelten ebenfalls die für eine professionelle Gesprächsführung erforderlichen Kommunikationsregeln:

— Auf der Sachebene kommunizieren (auch wenn es manchmal schwer fällt), bzw. auf die Sachebene zurückführen, wenn die Emotionen in den Vordergrund treten
— Keine Provokation durch den Beschwerdeführer zulassen
— Keine (Be-)Wertung abgeben (z. B. »Ja Kollege X ist wirklich nicht zuverlässig«)
— Keine Partei ergreifen
— Keine vorschnellen Maßnahmen beschließen, ohne den Mitarbeiter, über den die Beschwerde geführt wurde, mit einzubeziehen und seine Sichtweise zu den Vorwürfen zu hören (»Nicht über, sondern mit den Kollegen sprechen«)
— Den Beschwerdeführer dazu motivieren, dass eine Lösungsfindung nur im gemeinsamen Gespräch erfolgen wird; es wird erwartet, dass der Beschwerdeführer den Beschwerdegrund auch in Gegenwart des Mitarbeiters, gegen den die Beschwerde geführt wird, äußert, die Führungskraft kann so die Ernsthaftigkeit der Beschwerde erkennen und läuft nicht Gefahr, instrumentalisiert zu werden

> Bei Beschwerden über Kollegen sollte die Führungskraft dem Beschwerdeführer mitteilen, dass eine Lösungsfindung/Klärung des Sachverhaltes nur möglich ist, wenn das Gespräch im Beisein des Kollegen geführt wird. Die Führungskraft übernimmt dabei die Gesprächsmoderation.

> Bei Mitarbeiterbeschwerden über Kollegen den Beschwerdeführer fragen, wie der nächste Schritt aussehen soll. Somit kann er sich konstruktiv in die Lösungsfindung einbringen.

4.7 Betriebliches Wiedereingliederungsgespräch (BEM-Gespräch)

- **Worum geht es in diesem Gespräch?**

Seit 2004 sind Arbeitgeber nach § 84, Abs. 2; SGB IX gesetzlich verpflichtet, länger erkrankten Beschäftigten ein Betriebliches Eingliederungsmanagement (BEM) anzubieten. Der Arbeitgeber muss klären und unterstützen, wie eine Arbeitsunfähigkeit überwunden werden kann, mit welchen Maßnahmen einer erneuten Arbeitsunfähigkeit vorgebeugt und wie der Arbeitsplatz erhalten werden kann. Die Umsetzung dieser Vorgaben wird durch den Arbeitgeber festgelegt.

- **Anlass**
- Das Betriebliche Eingliederungsmanagement (BEM) unterstützt die Beschäftigungssicherung durch Prävention und Rehabilitation und ist wichtiger Bestandteil eines modernen Personalmanagements
- Länger andauernde (> 6 Wochen) und/oder wiederholte krankheitsbedingte Ausfallzeiten innerhalb von 12 Monaten

- **Ziel/e**
- Die Reduktion von krankheitsbedingten Fehlzeiten (aus Sicht des Unternehmens)
- Die Überwindung der bestehenden Arbeitsunfähigkeit bzw. Vermeidung von weiteren Arbeitsunfähigkeitszeiten
- Die Sicherung der Beschäftigungsfähigkeit im Unternehmen und der perspektivische Erhalt des Arbeitsverhältnisses (Arbeitsplatzsicherung)
- Die Entlastung der Sozialversicherungsträger (Krankenkassen, Rentenversicherungsträger und Berufsgenossenschaften) durch Kosteneinsparung, wie z. B. Krankengeldzahlungen und Erwerbsminderungsrenten

- **Inhalt/Struktur/Durchführung**

Im Gespräch werden organisatorische Angebote seitens des Arbeitgebers dem Mitarbeiter vorgestellt (Beispiele):
- Ein Gesprächsangebot zum Thema Wiedereingliederung
- Eine Beratung durch den Betriebsärztlichen Dienst
- Eine passagere Veränderung der Arbeits- und Dienstzeiten (z. B. eine befristete Arbeitszeitreduzierung oder eine befristete Freistellung vom Nacht- oder Schichtdienst)

— Eine Arbeitsplatzanalyse zur Identifikation von gesundheitlichen Belastungsfaktoren
— Die Bereitstellung von technischen Hilfsmitteln (z. B. Hebehilfen) am Arbeitsplatz
— Die Prüfung alternativer Einsatzmöglichkeiten im Unternehmen
— Die Veranlassung von Qualifizierungsmaßnahmen bei evtl. Veränderung der Aufgabenprofile

■ **Besonderheiten**

Der Mitarbeiter entscheidet selbst, ob er die Gesprächsangebote im Rahmen des Betrieblichen Wiedereingliederungsmanagement annehmen möchte. In der Regel erfolgt eine schriftliche Einladung über die Personalabteilung. Alle Gesprächsinhalte unterliegen den Datenschutzbestimmungen, die ärztliche Schweigepflicht bleibt unberührt.

Das Wiedereingliederungsgespräch (BEM-Gespräch) wird durch das Unternehmen vorgeschlagen. Die Durchführung erfolgt auf Wunsch des Mitarbeiters unter Einbezug
— eines Vertreters der Personalabteilung,
— des unmittelbaren Vorgesetzten,
— eines Mitglieds der Arbeitnehmervertretung,
— der Schwerbehindertenvertretung,
— des Betriebsarztes,
— des Gleichstellungsbeauftragten,
— ggf. eines Vertreters des Arbeits- und Gesundheitsschutzes (veraltete Bezeichnung: Arbeitssicherheit) und
— ggf. eines Vertreters des Integrationsamtes.

■ **Stolpersteine**

Es besteht keine einheitliche Regelung in der Umsetzung von Wiedereingliederungsmaßnahmen.

■ **Praxistipp**

Abschluss einer Dienstvereinbarung im Unternehmen zum Thema. Information der Mitarbeiter zum strukturierten Vorgehen, der Definition von Zeiträumen, wann das Betriebliche Wiedereingliederungsmanagement greift, welche Unterstützung angeboten wird und Empfehlungen, wie Arbeitsbelastungen z. B. durch organisatorische Veränderungen reduziert werden können.

4.8   Beurteilungsgespräch

■ **Worum geht es in diesem Gespräch?**

Beurteilungsgespräche zählen ebenfalls zu den Mitarbeiterge-sprächen. Inhaltlich erfolgt die Beurteilung von Leistung und Verhalten, sowie von Stärken und Schwächen zum einen durch die Führungskraft und zum anderen durch den Mitarbeiter selbst. Intention ist es, die Fremd- und Eigenwahrnehmung abzugleichen und Handlungsbedarf daraus abzuleiten. Der Abgleich bietet auch die Chance, die Fremdwahrnehmung für die weitere Entwicklung anzunehmen. Das Beurteilungsgespräch hat inhaltlich viel mit dem Feedback-Gespräch gemeinsam, ist aber prospektiv relevant für weitere Entscheidungswege, z. B. für die Karriereplanung.

■ **Anlass**

Beurteilungen können Grundlagen für Beratungs- und Förder-gespräche, aber auch für Bewerbungen sein. In der Regel werden Beurteilungen für Mitarbeiter (Führungskräfte beurteilen ihre Mitarbeiter) erstellt. Zunehmend findet sich auch die Beurtei-lungssituation, in der die Mitarbeiter ihren Führungskräften ein Feedback geben.

■ **Beurteilungsanlässe**

– Probezeit
– Beförderung
– Versetzung
– Austritt (Abschlusszeugnis)
– Auf Wunsch des Mitarbeiters (z. B. bei Wechsel des Vor-gesetzten, Übernahme einer anderen Aufgabe, Karrierepla-nung)
– Fort- und Weiterbildung/Studium

■ **Ziel/e**

Beurteilungen unterstützen die Möglichkeit der persönlichen und beruflichen Weiterentwicklung von Mitarbeitern (Personalent-wicklung und Qualifikationsaufbau).

■ **Inhalt (◨ Abb. 4.3)**

Zu den (Leistungs-)Beurteilungskriterien, z. B. in Beurtei-lungsbögen, zählen:

– Arbeitsleistung (Konstanz der Arbeitsleistung)
– Arbeitsplanung/Arbeitsorganisation

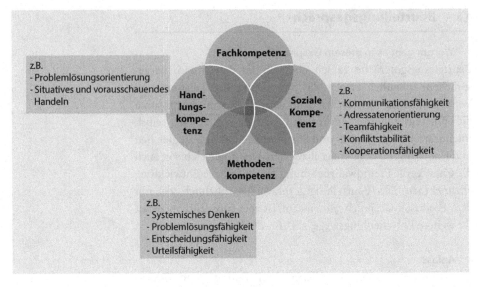

4

□ **Abb. 4.3**   Kompetenzfelder in der Mitarbeiterbeurteilung   •

— Arbeitstempo
— Arbeitsqualität
— Auffassung
— Belastbarkeit (auch in Stress- und Ausnahmesituationen)
— Durchhaltevermögen
— Durchsetzungsvermögen
— Delegationsfähigkeit
— Einsatzbereitschaft
— Flexibilität
— Fachwissen
— Führungsverhalten
— Kommunikationsfähigkeit
— Konfliktstabilität
— Kritikfähigkeit (Kritik konstruktiv annehmen und äußern)
— Kundenorientierung
— Loyalität
— Motivation/Fähigkeit zu motivieren
— Problemlösungsfähigkeit
═ Prozessorientierung
— Qualitätsbewusstsein
— Systemisches Denken
— Teamfähigkeit

- Wirtschaftliches Denken
- Ziel- und Ergebnisorientierung
- Zielstrebigkeit

- **Struktur für die Erstellung einer Beurteilung (in üblicher Abfolge der Einzelschritte)**
- Die Klärung der Ziele
- Die Einschätzung durch Mitarbeiterbeobachtung
- Die Leistungseinschätzung
- Das hausübliche Beurteilungsformular ausfüllen
- Die Ermittlung der Leistungsbewertung anhand des ausgefüllten Beurteilungsbogens
- Das Mitarbeitergespräch unter Einbezug der Zielvereinbarung und Leistungsermittlung
- Im geschützten Raum dem Mitarbeiter die Möglichkeit für eine Selbsteinschätzung geben
- Abgleich der Selbsteinschätzung und der Einschätzung durch die Führungskraft
- Erstellen einer ausformulierten Beurteilung mit Verwendung der Formulierungen aus der Beurteilungsvorlage
- Unterschriften

- **Durchführung**
- **Gesprächseröffnung** (mit positivem Einstieg in die Gesprächssituation)
- **Beginn des Beurteilungsgespräches** mit Benennung der Zielsetzung und der Vorgehensweise (wie sieht die Gesprächsstruktur aus, was wird angesprochen)
- **Selbsteinschätzung des Mitarbeiters (Eigenwahrnehmung)**
- **Einschätzung durch den Vorgesetzten (Fremdwahrnehmung)**, nach der Selbsteinschätzung durch den Mitarbeiter erfolgt die Einschätzung durch den Vorgesetzen und kann Schilderungen des Mitarbeiters durch konkrete Fakten bestätigen, ergänzen und/oder korrigieren

- **Praxistipp**

Als Instrument kann hier durch beide Gesprächspartner getrennt eine Potenzialanalyse durchgeführt werden, die abschließend übereinandergelegt wird und somit die Einschätzungen und Abweichungen visualisiert.

— **Raum geben für Emotionen des Mitarbeiters**
Der Mitarbeiter soll Gelegenheit haben, Unzufriedenheit
oder Enttäuschung zu äußern, und bietet dadurch der Führungskraft die Möglichkeit, verdeckte und nicht offen kommunizierte Bedürfnisse des Mitarbeiters zu identifizieren

— **Sachebene im Blick haben**
Zusammenfassung von übereinstimmenden und abweichen-
den Inhalten und gemeinsame Lösungsfindung mit Einbezug des Mitarbeiters (der Mitarbeiter wird gebeten, eigene
Lösungsansätze zu entwickeln)

— **Protokoll zur Ergebnissicherung führen**
Die wichtigsten Gesprächsinhalte und die vereinbarten Maßnahmen schriftlich festhalten, z. B. zukünftige Erwartungen
an Leistung und Verhalten des Vorgesetzten an den Mitarbeiter, welche Unterstützungsangebote, z. B. Qualifikationsmaß-
nahmen sind angeboten worden, wie wird die Überprüfung
der Vereinbarungen erfolgen, das Protokoll dient als Grundlage für Folgegespräche

- **Besonderheiten**
Die Mitarbeiterbeurteilung zählt zu den nicht delegierbaren Aufgaben eines Vorgesetzten und kann für die zukünftige Karriere-
entwicklung Auswirkungen haben. Die Herausforderung liegt in
der Wahrung der Objektivität bzw. Gerechtigkeit, z. B. wenn es um
Sympathie und Antipathie geht.

- **Beurteilungen (◙ Abb. 4.4) sind abhängig von zahlreichen
Einflussfaktoren**
— Unternehmens- und Pflegeleitbild
— Zielvereinbarungen (diese können Beurteilungsprozesse
unterstützen)
— Beurteilungszeitraum
— Beurteilungskriterien (sie müssen vor Erstellung einer
Beurteilung allen Mitarbeitern bekannt sein)
— Mitarbeitereigene Motivation
— Stellenausschreibung (mit Anforderungs-, Aufgaben- und
Kompetenzprofil)
— Beurteilende Führungskraft

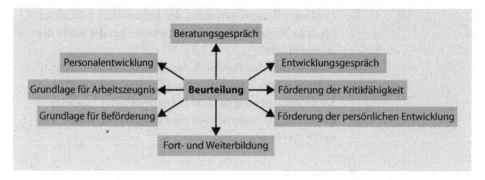

Abb. 4.4 Beurteilungen haben innerhalb des Unternehmens Einflussmöglichkeiten (adaptiert nach Weidlich 1992)

- **Stolpersteine**

Der Nachteil von vorgefertigten Formularen besteht darin, dass Freitext für ergänzende Beurteilungsformulierungen schlecht integrierbar ist.

> Beurteilungen beinhalten zahlreiche Fehlerquellen (u. a. persönliche, hierarchische, Sympathie/Antipathie, Alterseffekt, Konkurrenzgedanke) und sind häufige Ursachen für den Verlust der Objektivität durch den Beurteiler.

- **Fehler bei Beurteilungen**

> Beobachtungs- und Beurteilungsfehler können zu falschen Eignungsbeurteilungen und falschen Personalentscheidungen führen und gravierende Einflüsse auf die individuelle Karriereplanung des Mitarbeiters haben.

- **Rechtliche Aspekte der Mitarbeiterbeurteilung**

Bei der Fertigung von Beurteilungen sind auch rechtliche Aspekte, z. B. nach dem Betriebsverfassungsgesetz (BetrVG) zu berücksichtigen:

— Die Einbindung der Personalvertretungen (nach § 94 Betriebsverfassungsgesetz bedürfen Beurteilungsbögen/ -systeme der Zustimmung)
— Der Mitarbeiter hat das Recht auf die Erstellung einer Beurteilung (§ 82, Abs. 2, Betriebsverfassungsgesetz)

4

- Die Beurteilungen müssen in der Personalakte oder elektronisch archiviert werden (der Mitarbeiter hat das Recht der Akteneinsicht)
- Wird die Beurteilung durch den Mitarbeiter nicht akzeptiert, kann er auf der Formularversion vor Unterschrift eigene Kommentare beifügen (§ 83 Betriebsverfassungsgesetz)
- Es besteht ein Anspruch auf die Fertigung von Abschriften und Kopien

■ **Praxistipp**
- Auch für Beurteilungsgespräche ist eine Vorbereitung notwendig. Der Mitarbeiter muss rechtzeitig über den Termin informiert werden, um sich vorbereiten zu können. Der Vorgesetzte sollte sich auf den Inhalt vorbereiten und für sich vorab einen Fragenkatalog (»roter Faden«) erstellen. Eine Checkliste »Beurteilungsgespräch« ist hilfreich, um eine einheitliche Struktur zu haben.
- Einsatz von (standardisierten) Beurteilungsbögen zur Beurteilung von Leistung und Verhalten. Der Vorteil liegt in der Einheitlichkeit und Vergleichbarkeit von Formulierungen sowie der Evaluationsmöglichkeit. In der Regel können standardisierte Beurteilungsbögen für alle Berufsgruppen eingesetzt werden. Ergänzend zu den Beurteilungsmerkmalen (wie z. B. Fachwissen, Kommunikationsverhalten, Arbeitsqualität, Führungsverhalten, Organisationsvermögen, Motivation, Sozialverhalten) sind Bewertungsformulierungen hinterlegt, aus denen sich eine Bewertungsnote generieren lässt.
- Nachteil: Freitexte mit ergänzenden Beurteilungsformulierungen sind schlecht in vorgegebene Bewertungsbögen integrierbar.
- Schulungsmaßnahmen sind sinnvoll für alle Führungskräfte die Beurteilungsgespräche durchführen.

4.9   Bewerbungsgespräch

- **Worum geht es in diesem Gespräch?**

Bewerbungsgespräche werden auch als Personalauswahlgespräche, Einstellungs- oder Vorstellungsgespräche bezeichnet. Je nach Unternehmen und der zu besetzenden Stelle können die Rahmenbedingungen für ein Bewerbungsgespräch unterschiedlich sein. Oftmals nehmen an diesen Gesprächen Vertreter des Vorstands, bzw. der Geschäftsführung, des Personalmanagements, des unmittelbaren Vorgesetzten teil und finden in der Regel unter Teilnahme der Personalvertretungen statt. Zunehmend finden sich Assessment-Szenarien, in denen mehrere Bewerber zusammen agieren.

- **Anlass**

Neubesetzung von Stellen und/oder Führungspositionen im Unternehmen.

- **Ziel/e**
- Herausfinden, ob der Bewerber die Anforderungen des Unternehmens und für die ausgeschriebenen Position erfüllt
- Die Erwartung des Bewerbers klären
- Information über das Unternehmen/Stelle vermitteln

- **Inhalt/Struktur/Durchführung**

> Um den passenden Mitarbeiter zu finden, braucht es ein detailliertes und aktuelles Anforderungsprofil sowie eine Definition der erforderlichen persönlichen und fachlichen Voraussetzungen.

Gezielte Fragestellungen (offene Fragen) motivieren den Bewerber, umfassende Informationen mitzuteilen. Inhaltlich relevant für die arbeitgeberseitige Entscheidungsfindung ist die Informationsgewinnung über folgende Aspekte:

    Gesamteindruck
- **Fragen zur Biografie**
  - Was waren die wichtigsten Stationen/Erfolge in Ihrem beruflichen Werdegang?
  - Wie haben Fort- und Weiterbildung Ihre persönliche und berufliche Weiterentwicklung beeinflusst?

— **Motivation**
   — Was verbinden Sie mit unserem Unternehmen?
   — Was reizt Sie an der ausgeschriebenen Stelle/Position?
   — Warum möchten Sie sich beruflich verändern?

— **Bezug auf die Stellenausschreibung**
   — Warum sollen wir uns für Sie entscheiden?
   — Welche Qualifikationen und Kompetenzen bringen Sie für diese Stelle/Position mit?

— **Fachkompetenz**
   — Welche Fähigkeiten haben Sie in den letzten Jahren weiterentwickelt und wo konnten Sie diese mit welchem Ergebnis umsetzen?
   — Was unternehmen Sie, um beruflich/fachlich fit zu bleiben?

— **Zusammenarbeit**
   — Was ist Ihnen wichtig in der Zusammenarbeit?
   — Was unternehmen Sie, um die Zusammenarbeit zu stärken?

- **Besonderheiten**

Für eine Personalauswahlentscheidung kommen unterschiedliche Auswahlverfahren zum Einsatz, wie z. B. das Assessment-Center oder die strukturierte Bewertung der Bewerbungsunterlagen. Das persönliche Gespräch ist in der Regel noch immer das führende Entscheidungsinstrument.

- **Stolpersteine**

Eine Gesprächsführung unter Verwendung geschlossener Fragen reduziert die Informationen über den Bewerber und es fehlt an der Darstellung komplexer Inhalte. Eine zu schnelle Personalnachbesetzung bei einer übersichtliche Verfügbarkeit von Fachkräften im Gesundheitswesen auf dem Arbeitsmarkt kann zu einer (teuren) Fehlbesetzung führen, wenn nicht ausreichend geprüft wird, ob der richtige Mitarbeiter zur richtigen Zeit für die richtige Stelle gefunden ist.

- **Praxistipp**

Erstellung eines hausinternen Leitfadens für Vorstellungsgespräche. Er ermöglicht eine objektive Vergleichbarkeit der Bewerber. Folgend Inhalte strukturieren den Ablauf und die Inhalte:

— **Begrüßung (Warming up)**, z. B. Fragen zur Anreise stellen, den Gesprächsablauf kurz schildern und eine Vorstellungrunde der anwesende Teilnehmer starten

- **Schilderung der bisherigen beruflichen Entwicklung** durch den Bewerber
- **Information über die aktuelle Stelle**, die Position, die Kompetenzen und die Aufgaben
  - Wo liegen Stärken und Schwächen?
  - Was waren die wichtigsten Erfolge?
  - Was ist der Grund für die Veränderung?
- **Information über die zukünftige Stelle**, die Position und das Aufgabengebiet
  - Wo liegen die Erwartungen?
  - Was sind die Ziele?
  - Was wird erwartet?
- **Fragen zum Unternehmen**
  - Wie sind Sie auf unser Unternehmen aufmerksam geworden?
  - Warum haben Sie sich bei uns beworben?
  - Was verbinden Sie mit unserem Unternehmen?
- **Fragen des Bewerbers**
- **Fragen des Unternehmens**
- **Klärung der Rahmenbedingungen**
  - Wann könnten Sie beginnen?
  - Gehaltsvorstellungen
- **Gesprächsabschluss**
  - Information über das weitere Procedere
- **Verabschiedung**

4.10   Budgetgespräch

■ **Worum geht es in diesem Gespräch?**

Führungskräfte mit Personalverantwortung sind zunehmend aktive Gesprächspartner in sog. Budgetgesprächen. Die Kernthemen in den Budgetgesprächen fokussieren sich auf die Betrachtung und Optimierung von Personaleinsatz, Organisation, Prozessen, Strukturen und Leistungsentwicklung.

■ **Anlass**

Jährliche Budgetplanung unter der Leitung des übergeordneten Vorgesetzten. Für die Führungskräfte in der Pflege liegt der Planungsschwerpunkt auf dem Personaleinsatz für das Folgejahr unter Berücksichtigung der Leistungsentwicklung und von gesetzlichen Vorgaben. Jede Abteilung/Berufsgruppe möchte im Rahmen der Budgetverhandlungen mehr Geldmittel und mehr Personal für mehr Leistung.

> ◗ Personalkosten sind ein hoher Kostenfaktor im Krankenhaus und werden intensiv im Spannungsfeld zwischen medizinisch-pflegerischen und ökonomischen Zielsetzungen diskutiert.

■ **Ziel/e**

Für die Pflege gelten die gemeinsamen Ziele des Unternehmens als Grundlage:

= Erlössteigerung
= Erhöhung der Produktivität (Leistungssteigerung)
= Kostensenkung
= Mindestanforderung: Einhaltung der Budgetvorgaben im Personalbereich

■ **Inhalt/Struktur/Durchführung**

Das Gespräch wird in der Regel durch die Kaufmännische Klinikleitung geführt und moderiert. Teilnehmer sind Klinikdirektoren/Klinikoberärzte, Pflegedienstleitungen, Mitarbeiter des Controllings und in großen Kliniken auch Klinikmanager. Für Pflegedienstleitungen, die für die Steuerung und Einhaltung der Budgetvorgaben (Budgetverantwortung) im Personalbereich verantwortlich sind, ist eine exakte und umfassende Vorbereitung wichtig, um durch eine objektive und belastbare Datengrundlage die Argumentation aus dem Pflegebereich in enger Kooperation mit der übergeordneten Pflegedienstleitung/Pflegedirektion/Pflegevorstand zu stärken. Es ist unabdingbar, in diesen Budgetgesprächen mit »einer Sprache« zu sprechen.

Hierzu zählen:

- Sichere Kenntnisse in Bezug auf Prozesse, Abläufe, Anforderungen und Leistungsentwicklung im Verantwortungsbereich
- Übersicht der besetzten Stellen und der Besetzungsplanung
- Kenntnis der Vorgaben von Fachgesellschaften für die Personalbesetzungs/Qualifikation in Bezug auf Zertifizierungsthematiken
- Übersicht von Personaleinsätzen (Kosten) im Rahmen der Arbeitnehmerüberlassung und wo sie verbucht werden (Personal- oder Sachkosten?)
- Kenntnis über organisatorische Veränderung im laufenden Betrachtungsjahr und geplante Umstrukturierungen im aktuellen Budgetplanungszeitraum (Folgejahr)
- Personalforderungen müssen konkret mit Leistungsdefinitionen verknüpft sein
- Kenntnis der Fallzahlen, des Case-Mix/Case-Mix-Index (CMI) der Kliniken im Verantwortungsbereich
- Grundlagen der InEK Normkalkulationswerte zum Abgleich von Ist und Soll
- Ggf. Grundkenntnisse über den Produktivitäts-Benchmark von anderen, vergleichbaren Kliniken

- **Besonderheiten**

Im Pflegebereich gibt es bislang keine gesetzlich verbindlichen Aussagen zur quantitativen und qualitativen Mindestbesetzung. Ausnahmen bilden der Zertifizierungsprozess und die Vorgaben der Besetzung durch Fachgesellschaften in Bezug auf Anzahl und Qualifikation, z. B. auf der Stroke Unit, im Bereich der Knochenmarktransplantation und der Kinderintensivmedizin.

- **Stolpersteine**
- Eine unrealistische und unsachliche Personalplanung
- Die fehlende Vorbereitung führt zu einer unsicheren und unprofessionellen Argumentationskette
- Verwendung von Formulierung wie Idealbesetzung, Vorhaltebesetzung (Ausnahme ggf. Notaufnahme), Abnahme der Pflegequalität (wenn keine exakten Kennzahlen vorliegen)

- **Praxistipp**

Einsatz einer hausinternen, elektronisch hinterlegten Planungsvorlage (»Personalplanungsmatrix«), um in der Vorbereitung die Personalbesetzung, den Einsatz unterschiedlicher Qualifikationen und die daraus resultierende Kostenentwicklung in unterschiedlichen Varianten darzustellen.

4

4.11   Delegationsgespräch

- **Worum geht es in diesem Gespräch?**

Das Delegationsgespräch ist eine Form des Mitarbeitergesprächs, um bestimmte Aufgaben oder Verantwortung durch die Führungskraft an einen bestimmten Mitarbeiter zu übertragen.

- **Anlass**

Übertragung von speziellen Aufgaben, Projekten und/oder Erweiterung des Kompetenz- und Verantwortungsbereiches. Um den geeigneten Mitarbeiter für die Übernahme von Aufgaben zu finden, werden der individuelle Entwicklungsstand, die Personalentwicklungsziele, die zeitlichen Ressourcen und die fachliche Eignung betrachtet.

- **Ziel/e**
  - Die Bearbeitung von Aufgaben durch mehrere Mitarbeiter
  - Die Motivationssteigerung des Mitarbeiters durch Übertragung von Verantwortung
  - Die gezielte Förderung der Selbstständigkeit und Entscheidungsfähigkeit
  - Die Klärung der vorhandenen Ressourcen und Kompetenzen des Mitarbeiters
  - »Entlastung« der Führungskraft

- **Inhalt**

Klare Festlegung der Aufgabenübernahme, der Zielformulierung (Ergebnis) und der Zeitschiene für die Bearbeitung. Folgende Informationen erwartet der Mitarbeiter im Rahmen der Delegation:
  - In welchem Kontext steht die Übertragung der Aufgabe/Verantwortung?
  - Was erwartet den Mitarbeiter?
  - Was resultiert aus der Übernahme?
  - Was passiert wenn ich ablehne? (falls dies geschieht)

- **Struktur/Durchführung**

Das Delegationsgespräch erfordert wie alle Gesprächssituationen eine Vorbereitung, z. B. Fragestellungen in Bezug auf:
  - Warum soll der Mitarbeiter die Aufgabe übernehmen?
  - Wie soll er es machen?

- Welche Unterstützung benötigt er?
- Bis wann soll die Aufgabe bearbeitet werden?
- Gibt es Gründen, warum der Mitarbeiter die Aufgabe evtl. ablehnt?

Das Delegationsgespräch beinhaltet folgende Elemente der Gesprächsgestaltung:
- Begrüßung
- Gesprächseröffnung mit Benennung des konkreten Anliegens (»Ich würde Ihnen gern die Leitung für das Projekt … übertragen«)
- Information über die Aufgabe und die Erwartungen an den Mitarbeiter, z. B. in welchem Gesamtzusammenhang die Vereinbarung steht, was konkret von ihm erwartet wird, welche Bedeutung die übertragenen Aufgabe hat, der Zielerreichungsgrad gemessen wird und welche Unterstützung er bekommt; ein wichtiger inhaltlicher Baustein ist auch die Klärung des mit der neuen Aufgabe verbundenen Handlungsspielraumes
- Dem Mitarbeiter die Möglichkeit geben, sich zu diesem Angebot zu äußern (Aktives Zuhören), gleichzeitig Raum für Rückmeldungen des Mitarbeiters geben, ob er für die neue Aufgabe Unterstützungsbedarf sieht
- Prüfung, wie die zusätzlichen Aufgaben mit dem Aufgabenprofil kompatibel sind
- Treffen von festen Vereinbarungen mit Dokumentationsinhalten in Bezug auf:
  - Welche Aufgabe übertragen wird
  - Wann welches Ergebnis vorliegen muss
  - Wann Zwischengespräche bis zur Zielerreichung stattfinden
- Positiver Gesprächsabschluss

- **Besonderheiten**
- Die Übertragung von Aufgaben ist kein »Abdrücken« von unliebsamen Aufgaben der Führungskraft auf den Mitarbeiter, sondern soll den Mitarbeiter zur Entwicklung seiner Selbstständigkeit in Bezug auf eine lösungs- und zielorientierte Handlungskompetenz unter dem Aspekt der Personalentwicklung motivieren. Die Fachkompetenz wird einbezogen (Wissensmanagement).

— Für das Delegationsgespräch ist ein positiver, motivierender Gesprächsabschluss wichtig, z. B.: »Vielen Dank, dass Sie die Projektleitung übernehmen. Falls Sie Unterstützung benötigen oder falls es Probleme gibt, stehe ich Ihnen gern zur Verfügung.

> **❯ Die Delegation von Aufgaben und Verantwortung fördert die Selbstständigkeit der Mitarbeiter (und kann die Führungskraft zugunsten anderer Aufgaben »entlasten«).**

▪ **Stolpersteine**

Detaillierte Vorgaben wie der Mitarbeiter zum erwarteten Ergebnis kommen muss (»Sie müssen das so machen«) wirken demotivierend, da sie dem Mitarbeiter keine individuelle Strategie ermöglichen. Wichtig ist, dass die übertragene Aufgabe nicht zu einer Überforderungsreaktion führt.

▪ **Praxistipp**

Nachdem das Delegationsgespräch stattgefunden hat, den Mitarbeiter zeitnah ansprechen, wie er mit der übertragenen Aufgabe zurechtkommt (damit hat die Führungskraft eine erste Information, ob der Mitarbeiter bereits mit der Aufgabenbearbeitung angefangen hat). Im weiteren Verlauf sind kurze Abgleichgespräche sinnvoll, um ggf. Unterstützungsbedarf zu erkennen. Die Gesprächsdokumentation kann für Folgegespräche im Rahmen der Verlaufsbeobachtung weitergeführt werden (◼ Abb. 4.5).

Delegationsgespräch Gesprächsprotokoll

Anlass:

....

....

Gesprächsführung durch: .... **am** ....

mit Mitarbeiter/in: ....

Aufgabe und Vereinbarungen zum Ablauf	Folgetermin 1 Datum	Folgetermin 2 Datum	Folgetermin 3 Datum	Stand (z.B. o.k., Anmerkungen, Unterstützungsmaßnahmen verabredet)

Unterschrift
Führungskraft ....

Unterschrift
Mitarbeiter ....

◻ **Abb. 4.5** Protokollvorlage für das Delegationsgespräch und zur weiteren Verlaufsdokumentation

4

4.12   Disziplinargespräch

- **Worum geht es in diesem Gespräch?**

Ein Disziplinargespräch ist ein arbeitsrechtliches Sanktionsmittel und sollte daher nicht unter vier Augen, wie sonst bei einem Mitarbeitergespräch üblich, durchgeführt werden. Der Teilnehmerkreis ist erweitert, z. B. ein Vertreter der Personalabteilung, der direkte und/oder übergeordnete Vorgesetzte, ein Mitglied der Mitarbeitervertretung. Der Arbeitnehmer darf ebenfalls eine Person seines Vertrauens bestimmen, die am Gespräch teilnimmt.

- **Anlass**

Verstößt ein Mitarbeiter gegen Vorgaben des Unternehmens bzw. gegen Vorgaben in seinem Arbeitsbereich, muss die Führungskraft zeitnah ein Mitarbeitergespräch initiieren. Disziplinargespräche werden bei schweren Verfehlungen des Mitarbeiters geführt und haben arbeitsrechtlich in der Regel eine Abmahnung zur Folge. Da Disziplinargespräche auch eine arbeitgeberseitige Kündigung zur Folge haben können, ist die korrekte Durchführung extrem wichtig.

> **Bevor es zu einer verhaltensbedingten Kündigung kommt, bedarf es einer Abmahnung.**

Bei Disziplinargesprächen werden unterschiedliche Stufen unterschieden:

Die Ermahnung

Das Ziel liegt hierbei in der Vermeidung einer Kündigung. Durch eine zeitnahe Rückmeldung (Feedback) der Führungskraft kann der Mitarbeiter seine Arbeitsleistung optimieren oder sein Fehlverhalten korrigieren.

Die Abmahnung

Definition = die Abmahnung stellt einen ersten arbeitsrechtlichen Schritt dar und wird in der Personalakte vermerkt. Die zweite Abmahnung erfüllt für die meisten Arbeitgeber die Grundlage für eine Kündigung. Kommt es trotz mehrfacher Aufforderung zu keiner Leistungs- oder Verhaltensänderung und wiederholen sich die Verstöße, erfolgt eine schriftliche Abmahnung oder in Konsequenz eine Kündigung. Bei besonders schweren Verfehlungen kann die Kündigung ohne vorherige Abmahnung ausgesprochen werden.

Wenn die Abmahnung als ungerecht empfunden wird

Ist der Mitarbeiter der Meinung, dass die erteilte Abmahnung ungerechtfertigt ist, hat er das Recht (BetrVG § 83 Abs. 2) auf eine schriftliche Gegendarstellung, die mit zur Personalakte genommen werden muss.

> ❯ Die Abmahnung ist gesetzlich nicht geregelt, sie kann mündlich ausgesprochen werden. Der Inhalt unterliegt jedoch der Beweispflicht, daher ist die schriftliche Form der Abmahnung vorzuziehen.

■ **Anlass**

Disziplinargespräche mit ihren Konsequenzen werden bei folgenden Anlässen (Beispiele) ausgelöst:

- Bei Diebstahl und Betrug
- Bei Datenmissbrauch (Verstoß gegen das Datenschutzgesetz)
- Bei dauerhaft ungenügende Arbeitsleistung
- Bei Arbeitsverweigerung
- Bei unentschuldigtem Fehlen
- Bei wiederholtem Zuspätkommen
- Bei Suchtproblematik
- Bei Mobbing
- Bei sexuellen Übergriffen (sexuelle Belästigung am Arbeitsplatz)
- Bei übermäßiger Internetnutzung
- Bei übermäßigem Führen von privaten Telefongesprächen
- Bei Gewalt gegen Patienten und Kollegen

■ **Ziel/e**

Die Ziele von Disziplinargesprächen liegen in der Aufbereitung des Sachverhaltes für das Aussprechen einer Abmahnung oder einer Kündigung durch den Arbeitgeber. Die Abmahnung im Arbeitsrecht soll den Betroffenen auf sein Fehlverhalten und auf die Konsequenzen hinweisen. Im Rahmen des Abmahnungsgespräches muss aus juristischen Gründen (z. B. um ggf. die Kündigung einleiten zu können) das Fehlverhalten und deren Folgen genau aufgezeigt werden. Es wird das zukünftig erwartete Verhalten genau beschrieben und über die Konsequenzen bei einem weiteren Verstoß aufgeklärt.

■ **Inhalt/Struktur/Durchführung**

Um allen arbeitsrechtlichen Anforderungen zu entsprechen, gehört zur Vorbereitung auf das Gespräch eine sorgfältige Recherche des Sachverhaltes und die Beibringung von Nachweisen (der Arbeitgeber ist in der Beweispflicht für das Fehlverhalten), z. B. durch Protokolle oder Dokumentationsunterlagen.

■ **Beispiel für die Gesprächsstruktur in einem Abmahnungsgespräch**

Folgende Fragestellungen sind vor der Durchführung zu klären:

— Wer muss in die Gesprächsführung mit einbezogen werden?
— Können die Formulierungen mit der Personalabteilung bzw. der Rechtsabteilung (falls vorhanden) abgesprochen werden?
— Wie lautete der Sachverhalt?
— Welche Auswirkungen hatte das Fehlverhalten?
— Welche Informationen in Bezug auf die rechtlichen Rahmenbedingungen sind notwendig, um die Entscheidung justiziabel zu machen?
— Aus welchem Grund ist die Abmahnung notwendig?
— Im Wiederholungsfall (welche Maßnahmen/Absprachen wurden nach dem ersten Vorfall vereinbart (Gesprächsprotokolle beifügen)?
— Welche Reaktion ist seitens des Mitarbeiters zu erwarten?
— Liegen evtl. personengebundene Gründe (Befangenheit) vor, die das Gespräch beeinflussen und die Objektivität in Frage stellen können (z. B. persönliche Probleme oder Konflikte zwischen Führungskraft und Mitarbeiter)?

■ **Rahmenbedingungen**

Der Mitarbeiter erhält auf dem Vorweg eine Einladung für das Gespräch und damit Zeit für die Gesprächsvorbereitung aus seiner Sicht. Auf Wunsch des Mitarbeiters erfolgt die Beteiligung eines Vertreters der Personalvertretung (die Einladung erfolgt über die Gesprächsleitung).

■ **Einstieg**

— Der Mitarbeiter wird begrüßt und die anwesenden Personen vorgestellt.
— Die Gesprächsleitung informiert den Mitarbeiter über den Gesprächsanlass.

- **Sachverhaltsklärung und -bearbeitung**
  - Der Sachverhalt wird beschrieben und die Gründe, die zur Abmahnung führen, dargestellt.
  - Die Abmahnung wird deutlich ausgesprochen und begründet.
  - Die Bedeutung der Abmahnung wird erläutert und Konsequenzen aufgezeigt, wenn keine Änderungen zu erkennen sind.
  - Der Mitarbeiter schildert seine Sichtweise zum Sachverhalt.

- **Vereinbarungen**

Um Verhaltensänderungen des Mitarbeiters zu unterstützen, werden Maßnahmen und Aktivitäten (seitens der Führungskraft und durch den Mitarbeiter) besprochen und vereinbart. Für die Kontrolle wird ein Folgetermin abgestimmt.

- **Abschluss**
  - Zusammenfassung der Gesprächsinhalte und getroffenen Absprachen.
  - Es erfolgt der Hinweis, dass die Abmahnung ein Bestandteil der Personalakte wird und dass der Mitarbeiter die Abmahnung in Schriftform erhält.

- **Besonderheiten**

Disziplinargespräche werden nicht unter vier Augen durchgeführt, sondern erfordern im Hinblick auf arbeitsrechtlich relevante Konsequenzen eine genaue Absprache über die Durchführung und die Festlegung, wer an dem Gespräch teilnimmt. An Disziplinargesprächen nehmen die Führungskraft, der nächsthöhere Vorgesetzte, ein Vertreter der Personalabteilung und ein Mitglied der Personalvertretung teil. Ergänzend kann z. B. die Schwerbehindertenvertretung eingeladen werden. Die Expertise der Teilnehmer unterstützt das Disziplinargespräch.

- **Stolpersteine**

Wechselt der Mitarbeiter seine Stelle, darf im Zeugnis keine Formulierung stehen, die auf eine Abmahnung hinweist.

- **Praxistipp**

Erstellen einer Checkliste für die Gesprächsvorbereitung und Gesprächsdurchführung.

4

4.13   Fallbesprechung, pflegerisch

- **Worum geht es in diesem Gespräch?**

Fallbesprechungen im (Pflege-)Team sind ein Instrument der Qualitätssicherung und der professionellen Zusammenarbeit. Fallbesprechungen werden auch als personenzentrierte Gespräche bezeichnet, da in dieser Gesprächssituation der Patient im Mittelpunkt steht.

- **Anlass**

Die Pflegerische Fallbesprechung dient dazu, Entscheidungen zu besprechen und den Fachaustausch im Team zu fördern. Sie wird auch durchgeführt, wenn es im Team zu emotionalen Belastungssituationen kommt, welche die Pflegeprofessionalität beeinflusst.

- 〉 **Die Fallbesprechung in der Pflege erfordert ein hohes Maß an Selbstreflexion.**

- **Ziel/e**
  - Erhöhung der Mitarbeiter- und Patientenzufriedenheit
  - Problem- und/oder Konfliktlösung
  - Sicherung der Pflegequalität
  - Unterstützung der Verantwortungsübernahme
  - Förderung der berufsgruppenübergreifenden, interdisziplinären Kommunikation und Kooperation
  - Prüfung der Behandlungs- und Pflegeplanung
  - Gemeinsame Einschätzung der individuellen (Patienten-)Ressourcen und situativen Erfordernisse

- **Inhalt/Struktur/Durchführung**
  - Geplante Durchführung mit Festlegung des Zeitrahmens.
  - Strukturierte Durchführung der Pflegerischen Fallbesprechung, die allen Beteiligten bekannt ist und verbindlich umgesetzt wird (Strukturstandard). Die Fallbesprechung wird moderiert.
  - Vorstellung eines Patienten und dessen Pflegesituation durch die Pflegekraft, die den Besprechungsbedarf angemeldet hat (z. B. Erkrankung, Umgang des Patienten mit seiner Erkrankung, bestehende Ressourcen zur Krankheitsbewältigung, Schilderung der Belastungs- und/oder Konfliktsituation und des eigenen Umgangs mit der geschilderten Problematik, sowie welche Maßnahmen bislang im Umgang mit dem Problemfeld getroffen wurden und mit welchem Ergebnis).

Das Instrument der Fallbesprechung basiert auf den Strukturen der Kollegialen Beratung und erfordert eine aktive Teamarbeit, einen dialogischen, interaktiven Austausch zu den genannten Aspekten, eine gemeinsame Zielformulierung zur Optimierung der Patientensituation durch interaktive Sammlung von Lösungsansätzen, wie und mit welchen Mitteln und Maßnahmen die festgelegten Ziele erreicht werden können, eine Prioritätenliste und abschließend eine To-do-Liste zur Ergebnissicherung (wer macht was bis wann mit wem, wie findet eine Überprüfung der Ergebnisse zur festgelegten Zielsetzung statt).

Die Lösungsvorschläge werden nach folgenden Kriterien priorisiert:

— Machbarkeit
— Sinnhaftigkeit
— Kosten

> **Zu den Rahmenbedingungen einer Fallbesprechung gehören Planung (Termin, Patientenauswahl (»Fall«), Zeitvorgabe und eine strukturierte (für alle Teammitglieder verbindliche) Durchführung.**

■ **Besonderheiten**
Keine Vermischung unterschiedlicher Gesprächsanlässe (z. B. aus einer Fallbesprechung wird eine Supervision).

■ **Stolpersteine**
— Bei fehlender Gesprächsstruktur und/oder fehlender Moderation kommt es leicht zu inhaltlichen Exkursionen (Abschweifungen) ohne Ergebnis aber mit Inanspruchnahme von personellen und zeitlichen Ressourcen.
— Der Fokus der Fallbesprechung liegt in der Gewichtung auf der Erlebnis- und Gefühlsebene des Pflegepersonals (Demaskierung von Teamkonflikten).

■ **Praxistipp**
Um eine einheitliche inhaltliche Struktur der Pflegerischen Fallbesprechung zu etablieren und die Umsetzung der besprochenen Maßnahmen zu begleiten, ist die Nutzung eins Protokolls hilfreich. Dieses Protokoll unterstützt auch die Einhaltung des vorgegebenen Zeitrahmens und dient gleichzeitig als »Gedächtnisstütze«.

4.14   Fehlzeitengespräch

- **Worum geht es in diesem Gespräch?**

Fehlzeitengespräche werden mit Mitarbeitern geführt, bei denen häufig krankheitsbedingte Ausfallzeiten auftreten. Sie sind Bestandteile eines Fehlzeitenmanagements.

> ⊗ Fehlzeiten kosten das Unternehmen viel Geld und belasten die Kontinuität und Stabilität der Personaleinsatzplanung.

- **Anlass**

Fehlzeitengespräche unterstützen die Identifikation von Fehlzeitensituationen (und Begründungen) im Unternehmen. Es wird geprüft, ob sich die Fehlzeiten beeinflussen lassen und mit welchen Maßnahmen dieses Ziel erreicht wird. Sie werden in der Praxis zunächst von der unmittelbar vorgesetzten Führungskraft initiiert, da sie anhand der Fehlzeitenquote verfolgen kann, wann ein derartiges Gespräch sinnvoll und notwendig ist, z. B. bei:

- häufigen Einzelfehltagen ohne Attest (z. B. vor/nach Wochenenden, nach zusammenhängenden Dienstabfolgen (»Dienst-Turns«),
- bei sich wiederholenden Kurzzeiterkrankungen oder
- bei Langzeiterkrankungen (dann im Rahmen des Betrieblichen Wiedereingliederungsmanagement = BEM) in enger Zusammenarbeit mit dem betriebsärztlichen Dienst und der Personalabteilung.

- **Ziel/e**

Reduzierung der krankheitsbedingten Fehlzeiten im Unternehmen.

- **Inhalt**

In den Fehlzeitengesprächen geht es darum, herauszufinden, ob die Ursachen für die Fehlzeiten betrieblich bedingt sind. Es geht um die gemeinsame Suche nach Lösungen, Hilfestellungen durch das Unternehmen, Unterstützung durch den Vorgesetzten, aber auch um eine Sensibilisierung für das Thema Fehlzeiten (Gesundheits- und ökonomischer Aspekt). Betrachtet werden müssen Einflussfaktoren wie z. B.:

- Betriebliche Arbeitssituation, Organisation, Abläufe (z. B. Über- und Mehrarbeitsstunden, Dienstverpflichtungen, vakante Stellen und Personalsituation, Instabilität der Personaleinsatzplanung (»Einspringen«), Organisations- und

Aufgabenveränderungen, Mehranfall von Pflegeleistungen, Zunahme der Komplexität der Patientenversorgung, Veränderung der Patientenstruktur)
- Umgebungseinflüsse (Arbeitsplatzbelastung), z. B. vermehrtes Tragen und Heben
- Überforderung (Gefahr des Burnout/Unterforderung in der Tätigkeit (= Gefahr des Boreout)
- Betriebsklima
- Führungsverhalten
- Team
- Betriebsklima
- Ggf. Überforderung durch Nebentätigkeiten (z. B. Nichteinhaltung des Arbeitszeitgesetzes)
- Motivationsbezogene Fehlzeiten (»Blaumachen«)

- **Struktur/Durchführung**

Die Durchführung von Mitarbeitergesprächen bei krankheitsbezogenen Ausfällen erfolgt in der Regel in unterschiedlichen Stufen.

- **Stufe 1 – Das Rückkehrgespräch**

  Ein Mitarbeitergespräch nach jedem krankheitsbedingten Ausfall (unabhängig von der Dauer) signalisiert ein persönliches Interesse der Führungskraft am Mitarbeiter. Inhaltlich geht es in diesem Gespräch um die Frage, wie es dem Mitarbeiter geht und ob es möglicherweise Zusammenhänge zwischen der Erkrankung und der Arbeitsbelastung gibt.

- **Stufe 2 – Das Fehlzeitengespräch**

  Der Anlass für ein Fehlzeitengespräch sind häufige krankheitsbedingte Fehlzeiten. Ziel ist es, die Fehlzeiten zu reduzieren, mögliche Belastungsfaktoren zu identifizieren und dem Mitarbeiter mögliche Unterstützungsoptionen im Rahmen des Betrieblichen Gesundheitsmanagements aufzuzeigen.

Folgende Anzeichen können auch auf motivationsbedingte Fehlzeiten hinweisen:
- Häufige krankheitsbedingte Ausfälle mit kurzer Dauer (1–3 Tage)
- Krankmeldung vor oder nach einem freien Wochenende oder Urlaub

- **Bei häufigen Einzelfehltagen**

Gespräch mit dem Mitarbeiter unmittelbar am ersten Tag nach der Rückkehr, initiiert durch die Führungskraft. Im Gespräch

werden Vereinbarungen abgesprochen (z. B. Arbeitsunfähigkeits-
bescheinigung am ersten Krankheitstag). Bei weiterhin überdurchschnittlichen Fehlzeiten und/oder bei Nichteinhaltung der
abgesprochenen Vereinbarungen wird ein erneutes Fehlzeitengespräch geführt. An diesem Gespräch nimmt die übergeordnete
Führungskraft teil, das Gespräch wird durch die unmittelbar vorgesetzte Führungskraft des Mitarbeiters geführt. Das Gesprächsprotokoll wird z. B. in der Personalabteilung hinterlegt.

■ Bei sich wiederholenden Kurzzeiterkrankungen

Das Gespräch wird durch die unmittelbar vorgesetzte Führungskraft initiiert, zeitnah nach der Rückkehr des Mitarbeiters geführt
und mit einer Zielvereinbarung abgeschlossen. Sind weiterhin
überdurchschnittlichen Fehlzeiten zu beobachten oder werden
die Vereinbarungen nicht eingehalten, wird das weitere Vorgehen
mit der übergeordneten Führungskraft und mit Beteiligung der
Personalabteilung abgestimmt.

■ Bei Langzeiterkrankungen

Siehe Gespräch im Rahmen des Betrieblichen Wiedereingliederungsmanagement (BEM-Gespräch) gemäß § 84 Abs. 2 SGB IX
(▶ Abschn. 4.7).

■ Besonderheiten

In den Fehlzeitengesprächen geht es darum, herauszufinden, ob
die Ursachen für die Fehlzeiten z. B. betrieblich bedingt sind. Es
geht um die gemeinsame Suche nach Lösungen, um Hilfe und
Unterstützung für den Mitarbeiter, aber auch um die Förderung
des Problembewusstseins der Mitarbeiter für Fehlzeiten. Fehlzeitengespräche stehen auch unter dem Aspekt der Fürsorgepflicht
des Arbeitgebers. Fragen Sie nach Gründen für die Häufung und
verdeutlichen Sie Ihrem Mitarbeiter die negativen Auswirkungen
seiner Ausfallzeiten mit sachlicher Argumentation.

■ Stolpersteine

Erkrankungen sind nicht Bestandteil eines persönlichen Vorwur-
fes (»Du bist so oft krank und wir müssen die Arbeit mitmachen«,
»Bei der Diagnose plane ich dich gar nicht mehr ein, wenn du da
bist, bist du eben da«)

❯ Die in den Rückkehr- und Fehlzeitengespräche besprochenen Inhalte sind sehr sensibel und erfordern immer ein indi-
  viduelles, auf den Einzelfall bezogenes Mitarbeitergespräch.

— Fehlzeitengespräche nicht »zwischen Tür und Angel« und/
  oder vor dem Team führen
— Die Erkrankung dem Mitarbeiter zum Vorwurf machen und/
  oder die Ursachen in der Person suchen (z. B. »Na bei dem
  Übergewicht, selbst schuld …«)
— Monolog der Führungskraft
— Ängste bei den Mitarbeitern schüren (z. B. »Dann müssen wir
  Dich versetzen«, »Das könnte Dich den Job kosten«)
— Vorwürfe seitens der Führungskraft (»Wir müssen alle für
  Dich mitarbeiten«)
— Ängste des Mitarbeiters nicht ernst nehmen
— Vertraulichkeit des gesprochenen Wortes nicht berücksichti-
  gen
— Unterstellungen durch die Führungskraft, warum es zu den
  Fehlzeiten kommt

▪ **Praxistipp**
— Das Gespräch frühzeitig führen, um gemeinsam (Führungskraft und Mitarbeiter) Lösungen bzw. Hilfs- und Unterstützungsangebote zu erarbeiten
— Trotz individueller Gesamtsituation ist es sinnvoll, ein strukturiertes Vorgehen im Unternehmen (Fehlzeitenmanage-
  ment) zu definieren (z. B. Verfahrensanweisung, Dienstvereinbarung)
— Etablierung eines betrieblichen Gesundheitsmanagements
  für die Entwicklung und nachhaltige Umsetzung von gesund-
  heitspräventiven Unternehmensstrategien
— Schulung der Führungskräfte zu Gesprächsführung und
  Arbeitsrecht

Motivation	Lernen	Eigenwahrnehmung	Änderung

◪ Abb. 4.6   Wirkung des Feedbacks

4.15   Feedback-Gespräch

- **Worum geht es in diesem Gespräch?**

Das Feedback (engl. *Rückmeldung*) bedeutet unter Kommunikations- und Führungsaspekten die Rückmeldung der Führungskraft, wie das Verhalten und die Leistung des Mitarbeiters wahrgenommen und bewertet werden. Unter dem Begriff Feedback-Gespräch findet sich bei positiven Inhalten auch die Bezeichnung Anerkennungsgespräch.

- **Anlass**

Das Feedback-Gespräch wird für positive Rückmeldungen/Lob oder auch zur konstruktiven Besprechung von kritischen (negativen) Inhalten geführt. Zu den institutionalisierten Gesprächen mit Feedbackanteilen gehören die Zielvereinbarungs- und Mitarbeitergespräche (Jahresgespräche) sowie Gespräche zur Leistungsbeurteilung. Diese Gespräche finden strukturiert und unter Einhaltung formaler Vorgaben statt. Feedback kann durch die Führungskraft an die Mitarbeiter gegeben werden, es kann aber auch vom Mitarbeiter an die Führungskraft erfolgen. Feedback-Gespräche müssen nicht immer terminiert und mit zeitlichem Aufwand durchgeführt werden, es gibt auch spontane Feedback-Anlässe, z. B. »Vielen Dank Susanne, Deine Tipps zur Durchführung des Angehörigengespräches von Frau Müller haben mir sehr geholfen. Ich war viel sicherer.«

- **Was bewirkt ein Feedback? (◪ Abb. 4.6)**

- **Ziel/e**
- Die Förderung der Kommunikation zwischen Führungskraft und Mitarbeitern
- Die Besprechung der Arbeitsleistung (Stärkung der Motivation, Identifikation von Abweichungen, Erfolgen und Fehlern)

— Die Stärkung der Selbstwahrnehmung durch Abgleich von Selbst- und Fremdeinschätzung

- **Inhalt**
— Lob und Anerkennung
— Die Überprüfung von Einarbeitungsphasen
— Besprechen von Kritikanlässen

- **Struktur/Durchführung**
— Das Feedback-Gespräch wird auf konstruktiver Ebenen mit zukunftsperspektivischer Ausrichtung geführt
— Der Gesprächsführende formuliert die Aussagen als Ich-Botschaft

- **Besonderheiten**
Zahlreiche Führungskräfte und Mitarbeiter haben keine Erfahrung mit Feedback, bzw. erleben nur eine Rückmeldungen bei Fehlern oder Fehlverhalten. Unter dem Motto »keine Kritik ist Lob genug« ist der Einsatz von Feedback-Gesprächen als Führungsinstrument noch ausbaufähig. Die richtig gewählte Formulierung signalisiert dem Gesprächsteilnehmer Wertschätzung und Interesse an seiner Meinung.

- **Stolpersteine allgemein**
— Die Gesprächsteilnehmer lassen sich gegenseitig nicht ausreden
— Kritikpunkte werden ausschließlich als »Fehlerliste« aufgezählt
— Feedback (positiv und negativ) erfolgt nicht zeitnah nach dem entsprechenden Anlass

> **Feedback erfordert die Einhaltung von Regeln. Die Rückmeldung erfolgt durch Einsatz von Ich- Formulierungen (um die persönliche (subjektive) Beziehungsebene mit einzubeziehen), einer verständlichen, konkreten und sachlichen Beschreibung in welcher Situation welche Wahrnehmung stattgefunden hat.**

- **Stolpersteine aus Sicht des Gesprächsführenden**
Aussagen werden als Bewertung/Vorwurf formuliert (z. B. »Sie führen die Ihnen übertragenen Arbeitsaufträge nie pünktlich

aus«). Besser ist eine beschreibende Formulierung, zu der der Mitarbeiter Stellung nehmen und seine Sichtweise darstellen kann (z. B. »Was ist aus Ihrer Sicht der Grund, warum Sie die Ihnen übertragenen Arbeitsaufträge nicht rechtzeitig fertigstellen?«)

- **Stolpersteine aus Sicht des Gesprächsteilnehmers**
  - Feedback wird als persönlicher Angriff durch die Führungskraft verstanden und als Reaktion erfolgt eine Verteidigungshaltung (»ja, aber …«) oder eine Gesprächsblockade.
  - Es besteht keine Bereitschaft, aus den Rückmeldungen zu lernen.

- **Praxistipp**

Die Feedback-Situation, vor allem bei negativen Inhalten, ist nicht immer leicht für den Gesprächsteilnehmer, da sie bei falscher Formulierung Ängste vor eine vermeintlichen Bewertung und Blockadehaltungen auslösen kann. Feedback-Gespräche bieten (bei Bereitschaft dazu) die Chance, aus den Inhalten zu lernen und sich persönlich weiterzuentwickeln. Zur Durchführung von Feedback-Gesprächen ist es hilfreich, sich vorbereitend folgende Ausgangsfragen zu stellen (und zu beantworten) (Kanitz 2014):

- Was möchte ich eigentlich sagen?
- Warum möchte ich überhaupt ein Feedback geben?
- Was möchte ich damit bewirken?
- Was möchte ich nicht sagen (weil es vielleicht zu viel oder kränkend wäre?)
- Wie möchte ich es ausdrücken?

4.16 Gehaltsgespräch, Gehaltsverhandlungsgespräch

- **Worum geht es in diesem Gespräch?**

Ein Gehaltsverhandlungsgespräch dient zur Abstimmung über die Höhe der Entgeltvergütung zwischen dem Arbeitgeber und dem Mitarbeiter. Inhaltlich kann es auch für die Forderung nach einer Zulage, Bonuszahlung und/oder nach geldwerten Zuwendungen (z. B. Nutzung des Firmenwagens, Sonderkonditionen für die Nutzung öffentlicher Verkehrsmittel (sog. Job-Tickets), Benzin- oder Büchergutscheine, Sonderkonditionen für den Besuch von Fitnesseinrichtungen, Rabatte und Vergünstigungen) gelten.

- **Anlass**

Als Anlass werden folgende Situationen unterschieden:
- Verhandlung um eine Gehaltserhöhung bei einem bestehenden Arbeitsverhältnis
- Gehaltsverhandlung im Rahmen einer möglichen Einstellung

- **Ziel/e**
- Einigung über die Vergütung zwischen Unternehmen und dem Bewerber
- Anpassung des Entgeltanspruchs, z. B. bei Veränderungen der Aufgaben oder bei Übernahme einer Führungsposition unter Berücksichtigung der Stellenausschreibung
- Wird ein Gehaltsgespräch durch den Mitarbeiter initiiert, ist es unerlässlich, Argumente für diese Forderung anzuführen, um das Gespräch mit konkreten und objektiven Daten und Fakten zu füllen

- **Inhalt/Struktur/Durchführung**

Je nach Anlass formuliert der Mitarbeiter seine Vorstellungen in Bezug auf Verbesserung der Vergütung. In einem Gehaltsgespräch im Rahmen der Neueinstellung werden neben der Vergütung auch weitere Bestandteile des Arbeitsvertrages geregelt, z. B. Bonus- oder Prämienzahlung.

- **Besonderheiten/Stolpersteine**
- Keine emotionalen Reaktionen als »Forderungsverstärkung« einsetzen

- Keine privaten Gründe (z. B. Unterhaltszahlungen) oder bestehende Schwierigkeiten (z. B. Schulden) als Argumentationsgrundlage angeben
- Keine Kündigung als vermeintliches Druckmittel androhen (»Wenn ich keine Gehaltserhöhung bekomme, dann wechsle ich den Arbeitgeber!«)

- **Praxistipp**
- Geeigneten Zeitpunkt für die Forderung auswählen (z. B. im Rahmen von erfolgreichen Umstrukturierungen oder bei vorübergehender Übernahme höherwertiger Tätigkeiten)
- Tarifliche Reglementierungen kennen und im Gespräch beachten
- Werden die Forderungen bei einem bestehende Arbeitsverhältnis gestellt (z. B. bei Veränderung der Aufgaben oder Übernahme einer Führungsposition), bei Gesprächsabschluss konkrete Schritte vereinbaren und ggf. einen neuen Gesprächstermin (ca. 6 Monate-Intervall) vereinbaren.
- Bei einer Ablehnung das Gespräch »sacken« lassen und sich mit der Begründung konstruktiv auseinandersetzen

4.17   Informationsgespräch

- **Worum geht es in diesem Gespräch?**

Das Informationsgespräch wird auch als Mitteilungsgespräch bezeichnet. Durch die Führungskraft werden Informationen mit den Mitarbeitern kommuniziert, die nicht mehr veränderbar sind.

- **Anlass**

In den Informationsgesprächen geht es primär darum, bereits getroffene Entscheidungen zu kommunizieren. Je nach Anlass kann die Information positive und/oder negative Inhalte (schlechte Nachrichten) enthalten.

- **Ziel/e**

Zeitnahe Informationsweitergabe durch die Führungskraft, um einen gemeinsamen Wissensstand zu erreichen und einen »Stille-Post-Effekt« zu vermeiden.

- **Inhalt**

Je nach Anlass, z. B. Personalwechsel, Umstrukturierungen, Veränderung von Organigrammen, Urlaubssperre, Dienstverpflichtungen, Personalmaßnahmen.

- **Struktur/Durchführung**

Sachliche Mitteilung durch die Führungskraft an das Team. Bei der Überbringung von schlechten Nachrichten ist es hilfreich, sich vor dem Gespräch Gedanken über mögliche Reaktionen der Mitarbeiter zu machen und sich auf Emotionen vorzubereiten. In einem Selbstgespräch kann eine Selbstreflektion erfolgen, in der sich die Führungskraft fragt, wie sie selbst informiert werden möchte.

- **Besonderheiten**

Die Entscheidungsfindung ist im Rahmen der Informationsgespräche abgeschlossen und kann durch das Team nicht mehr beeinflusst werden.

- **Sonderform des Informationsgesprächs**

Einige Unternehmen rekrutieren neue Mitarbeiter über externe Personalberater (»Headhunter«). Durch ein Informationsge-

4

spräch, vor dem eigentlichen Vorstellungsgespräch, können von beiden Seiten zahlreiche Informationen gewonnen werden.

▪ **Stolpersteine**

Durch die »passive« Rolle wird bei den Mitarbeitern mitunter eine Blockadehaltung mit Ablehnung induziert (»Die da oben wissen doch nicht, was sie tun«, »In der Praxis sieht das aber ganz anders aus«). Die Information sachlich mitzuteilen, kann der Führungskraft ggf. schwer fallen, wenn sie selbst nicht hinter der mitgeteilten Entscheidung steht. Hier ist es besonders wichtig, dass die nonverbalen Körpersignale mit der gesprochenen Information deckungsgleich sind, um die Mitarbeiter im Team »mitzunehmen«. So kann z. B. ein verzogener Mundwinkel oder ein Augenrollen die Aussage aus der Sachlichkeit nehmen.

▪ **Praxistipp**

Im Rahmen des Informationstermins sollte den Mitarbeitern Raum für Diskussionen und Emotionen gegeben werden.

4.18 Karriereplanungsgespräch mit dem Vorgesetzten (auf Initiative des Mitarbeiters)

- **Worum geht es in diesem Gespräch?**

Der Mitarbeiter möchte sich im Unternehmen weiterentwickeln und sucht initiativ das Gespräch mit dem Vorgesetzten, um sein Anliegen zu kommunizieren.

- **Anlass**
  - Die eigene Karriereplanung
  - Die Weiterentwicklung des beruflichen Qualifikationsprofils
  - Die Übernahme von Führungsverantwortung
  - Die Bewerbung für eine konkrete Position im Unternehmen (mit Bezug auf eine interne Stellenausschreibung)
  - Gedanken zum Wechsel zu einem anderen Arbeitgeber
  - Den eigenen Stellenwert »testen«

- **Ziel/e**
  - Der Mitarbeiter signalisiert mit dem Gespräch die Bereitschaft, sich weiterzuentwickeln (»er macht auf sich aufmerksam«)
  - Umsetzungsunterstützung durch die Führungskraft, z. B. durch Teilnahme an Programmen zur Führungskräfteentwicklung

- **Inhalt/Struktur/Durchführung**

Das Mitarbeitergespräch wird terminiert und erfordert auch hier eine Vorbereitung auf Seiten des Mitarbeiters:
  - Was ist meine aktuelle Aufgabe/Position?
  - Was ist Anlass des Gesprächs?
  - Was sind meine Argumente (z. B. »Welche Erfolge kann ich nachweisen?«)?
  - Was möchte ich erreichen?
  - Was ist meine Motivation?
  - Was sind meine Stärken?
  - Was sind meine Schwächen und wie möchte diese in Stärken umwandeln?
  - Was spricht dafür, dass meinen Vorstellungen entsprochen wird?
  - Was ist mir wichtig?

- Was möchte ich auf keinen Fall?
- Was können ich für die neuen Herausforderungen bieten?
- Was bringe ich mit?
- Was möchte ich in meinem Kompetenzprofil weiterentwickeln?

Durch einen Perspektivenwechsel kann sich der Mitarbeiter in die Rolle der Führungskraft hineinversetzen und aus deren Perspektive mögliche Frageninhalte und Reaktionen auf das Anliegen ableiten und in die Gesprächsvorbereitung einbeziehen.

> **Ein Perspektivenwechsel hilft bei allen Gesprächen, um unterschiedliche Situationen und Reaktionen durchzuspielen.**

- Welche Einwände können durch die Führungskraft formuliert werden?
- Wie werde ich den Einwänden begegnen?
- Was könnten Begründungen für eine Ablehnung sein?
- Welchen Nutzen hat mein Anliegen für das Unternehmen? Was kann ich zum Erfolg des Unternehmens beitragen?

- **Besonderheiten**

Das Karriereplanungsgespräch hat Inhalte, die auch unter dem Punkt der Personalentwicklung im Rahmen der Zielvereinbarungsgespräche thematisiert werden.

- **Stolpersteine**
- Eine fehlende Vorbereitung auf das Gespräch wird schnell deutlich und beeinflusst den Gesamteindruck negativ.
- In den Begründungen der Karriereplanung die Bedürfnisse nach mehr Geld, Macht und Statussymbolen in den Vordergrund stellen.

- **Praxistipp**

Erstellen einer persönlichen Frage- und Antwortliste und die Gesprächssituation mit Freunden trainieren. Die Vorbereitung ist für Bewerbungsgespräche ebenfalls anwendbar.

4.19   Kollegiale Beratung

- **Worum geht es in dieser Gesprächssituation?**

Die Kollegiale Beratung stellt ein professionelles und strukturiertes Verfahren zur gegenseitigen Unterstützung im Pflegeteam dar. Durch den Austausch der unterschiedlichen Ansichten und Erfahrungen werden gemeinsam Lösungsmöglichkeiten entwickelt.

- **Anlass**

Im Arbeitsalltag der Pflege kommt es immer wieder zu Situationen, in denen Probleme, Schwierigkeiten oder Fragen auftauchen, die allein nicht ausreichend geklärt werden können. In der Regel wird versucht, diese Fragen »nebenbei« mit Kollegen anzusprechen, z. B. in der Pause oder während der Übergabezeit.

- **Ziel/e**
- Unterstützung bei Fragen, Problemen durch systematische Bearbeitung im Kollegenkreis
- Fachlicher Austausch (systematisch, regelhaft)
- Stärkung der Teamentwicklung (Wertschätzungsaspekt)
- Lösungsfindung durch Einbezug der unterschiedlichen Sichtweisen (Expertise)
- Gleichberechtigung der Teilnehmer in der Gruppe
- Weiterentwicklung der persönlichen und fachlichen Mitarbeiterkompetenzen

- **Inhalt**

Es werden berufsbezogene Situationen, Probleme und »Fälle« systematisch betrachtet und ergebnisorientiert reflektiert.

- **Struktur/Durchführung**

Die Kollegiale Beratung ist ein professioneller Austausch in der Gruppe (unter Kollegen). Die Durchführung erfolgt unter Einhaltung der folgenden Vorgehensweise:
- Rollenfestlegung (Wer stellt den Fall/die Problemsituation vor? Wer moderiert? Wer übernimmt die Beratung?)
- Fallbericht durch den sog. Fallgeber, d. h. durch die Pflegeperson, die den Gesprächsbedarf angemeldet hat
- Analyse der Situation
- Lösungssuche

- Welche Erfahrungen haben die Berater? Wie wirkt der Fall auf die Berater?
- Welche Tipps haben sie für den Fallgeber (hierbei hört der Fallgeber passiv zu, es erfolgt zu diesem Zeitpunkt keine Diskussion)
- Entscheidung, welche Vorschläge durch den Fallgeber aufgenommen werden
- Abschluss durch ein Blitzlicht, was die Kollegiale Beratung gebracht hat und wie sich die Teilnehmer fühlen

- **Besonderheiten**

> ❯ **Innerhalb der Kollegialen Beratung sind alle Kollegen gleichberechtigt und gleichrangig.**

- **Stolpersteine**

Bei Nichtbeachtung der methodischen Ablaufstruktur wird die Ergebnis- und Lösungsfindung erschwert. Es besteht die Gefahr, dass es zu Themenexkursen (»Kaffeeklatsch«) kommt.

- **Praxistipp**

Um alle Mitarbeiter über das Instrument der Kollegialen Beratung auf den gleichen Wissensstand zu bringen, ist eine Methodenschulung sinnvoll (z. B. über die innerbetriebliche Fortbildung).

4.20 Konfliktgespräch

- **Worum geht es in diesem Gespräch?**

Ein Konflikt (lat. *confligere* = zusammentreffen, kämpfen) beinhaltet eine Unvereinbarkeit oder anscheinende Unvereinbarkeit z. B. von Beziehungen, Kompetenzen, Interessen, Zielen oder Wertvorstellungen. Konfliktsituationen sind immer emotional geprägt. Ein Konflikt beinhaltet immer eine *Konfliktpartei* (beteiligte Personen), eine *Konfliktursache* und ein *Konfliktverhalten*.

- **Anlass**

Konfliktsituationen zwischen Mitarbeitern, im Team, mit Patienten und auch mit der Führungskraft (z. B. Kritik am Führungsstil). Zu den am häufigsten genannten Konfliktursachen zählen:

- Eine unzureichende Kommunikation mit Selektion der Informationsinhalte
- Eine fehlende Arbeitszufriedenheit
- Bei personengebundenen Störungen im Team und in der Zusammenarbeit mit der Führungskraft
- Bei Vertrauensverlust
- Bei ungerecht empfundener Behandlung
- Bei Konkurrenzsituationen

- **Ziel/e**

- Die Identifikation von Konfliktursachen und eine schnelle Konfliktlösung
- Die Vermeidung der Eskalation von Konflikten
- Die sichere Anwendung von Bewältigungsstrategien
- Das Führen von Konfliktgesprächen als Führungsinstrument

- **Inhalt/Struktur/Durchführung**

Die Vorbereitung auf ein Konfliktgespräch erfolgt seitens des Gesprächsführenden und auf Seite der Gesprächsteilnehmer (Mitarbeiter). Zu den Zielen der Gesprächsvorbereitung zählen folgende Fragestellungen:

- Was ist der Gesprächsanlass?
- Was soll mit dem Gespräch erreicht werden?
- Wer ist mein gegenüber im Gespräch (Persönlichkeit, Stärken/Schwächen, wie ist unsere Beziehung)?
- Wo findet das Gespräch statt? Wie ist der Zeitrahmen? Sind Störfaktoren ausgeschlossen?

— Was sind meine Inhalte, die ich im Gespräch formuliere? Was sind meine Fragen?

— Wie wird sich mein Gesprächsgegenüber verhalten? Auf welche Reaktionen muss ich mich vorbereiten?

— Habe ich bereits sachbezogene Lösungsansätze zur Konfliktbereinigung?

Für den Gesprächsführenden gilt bei der Gestaltung von Konfliktgesprächen:

— Die Unterscheidung zwischen »Symptomen« und Ursachen von Konflikten, die Bearbeitung erfolgt immer auf der Ursachenebene (kausal)

— Die Darstellung von Konfliktauswirkungen auf das Unternehmen, die Station, das Team, die Patienten und nach extern

— Eine konkrete Formulierung der Ziele des Konfliktgesprächs

— Ausgang sind Vieraugengespräche mit Lösungsfindung durch Einbezug der beteiligten Personen

— Stehen die Lösungsfindungen fest, erfolgt eine gemeinsame Abstimmung zwischen Führungskraft (Moderation) und den Konfliktparteien

— Klare Zielvereinbarungen mit den Beteiligten

— Kommt es zu keiner Lösung, ist die Führungskraft gefordert, eine Entscheidungsfindung vorzugeben (»eine klare Ansage zu treffen«)

— Ist die Führungskraft als Konfliktpartner involviert, wird zunächst der übergeordnete Vorgesetzte eingebunden und ggf. ein externer Berater eingesetzt

■ **Besonderheiten**

Je zeitnaher Konflikte erkannt werden, desto schneller kann eine konstruktive Lösung in einem Gespräch erfolgen. Dauern die Konflikte an, kommt es zu Störungen der Kommunikation, der Zusammenarbeit und der Beziehungen im gesamten Team (Verschlechterung des Arbeitsklimas). Der Umgang mit Konflikten ist ein deutliches Statement im Führungsverhalten (und der Unternehmenskultur). Die Voraussetzung zur Konfliktlösung ist immer die Bereitschaft der Beteiligten, sich gemeinsam an einer Lösungsfindung zu beteiligen.

❯ **Konflikte erfordern Kommunikation und die Analyse, welche Ursachen sich hinter dem Konflikt verbergen.**

- **Stolpersteine**
- Keine Bereitschaft sich mit Konfliktmanagement als Führungsaufgabe auseinanderzusetzen
- Fehlende Ursachenklärung und (vermeintliche) Konfliktlösung durch hierarchische Vorteile (»Wenn das nicht aufhört, kann ich Dich auch woanders hin versetzen«)
- Gesprächsführung als Vorwurf (die Folge ist ein Rückzug des Mitarbeiters), der Konflikt bleibt bestehen
- Kritikäußerungen vor dem Team

❯ **Kritik- und Konfliktgespräche dürfen nicht vermischt werden**

- **Praxistipp**
- Ist der Konfliktzusammenhang nicht bekannt und es wurde durch die Führungskraft eine emotionale Entgleisung des Mitarbeiters beobachtet, so kann die Gesprächseröffnung auf dieser Beobachtung aufbauen, z. B. »Ich habe Sie zu diesem Gespräch gebeten, da ich beobachtet habe, wie Sie gestern weinend aus der Mitarbeiterbesprechung gelaufen sind. Ich möchte gern die Ursachen dafür mit Ihnen herausarbeiten und eine Lösung finden.«
- Oder wenn es bei der Besetzung der Führungsposition zwei interne Bewerber aus dem Team gegeben hat, z. B. »Ich habe Dich zu diesem Gespräch gebeten, da ich merke, wie sich die Zusammenarbeit und Kommunikation zwischen uns verändert hat. Ich möchte gern die Ursachen dafür mit Dir herausfinden und eine Lösung für eine weiterhin professionelle Zusammenarbeit finden.«
- Gesprächsführung bei Konflikten unter Verwendung eines hausinternen Leitfadens
- Relevant für die Durchführung eines Kritikgespräches sind klare Formulierungen, die Mitarbeiteransprache mit Ich-Botschaften, z. B. »Ich möchte, dass Sie mir zuhören« statt »Sie müssen mir jetzt zuhören« und die Vermeidung persönlicher Kritik statt der Kritik in Bezug auf das störende Verhalten.

❯ **Je weiter der Konflikt eskaliert, desto schwieriger ist es, eine gemeinsame Lösung für die Zusammenarbeit zu finden. Oftmals ist in diesem Stadium eine externe Begleitung (Moderation) notwendig.**

4.21   Kondolenzgespräch (mit Angehörigen und bei Trauersituationen von Kollegen)

- **Worum geht es in diesem Gespräch?**

In diesen Gesprächssituationen geht es darum, sein Mitgefühl und Anteilnahme auszudrücken und zu erkennen, in welcher Form und zu welchem geeigneten Zeitpunkt Unterstützung angeboten werden. Führungskräfte und Teamkollegen fühlen sich im Umgang bei Trauersituationen von Kollegen und im Umgang mit Angehörigen unsicher, wie sie sich verhalten sollen, und sind überfordert, da die Trauerbewältigung individuell ist.

- **Anlass**
  - Kondolenzgespräch mit betroffenen Mitarbeitern
  - Kondolenz- bzw. Trauergespräch mit Angehörigen

- **Ziel/e**

Dem Mitarbeiter oder den Angehörigen gegenüber Verständnis für die akute Ausnahmesituation signalisieren und aktive Unterstützung anbieten. Für Mitarbeiter können Hilfsangebote unterschiedlich sein, z. B. Urlaubstage oder eine passagere Arbeitszeitreduzierung auf Wunsch des Mitarbeiters.

- **Inhalt/Struktur/Durchführung**

Gespräche im Trauerfall sind nicht Checklisten-gesteuert, sondern basieren auf Empathie. Im Vordergrund steht das Zuhören, Reaktionen im Gesprächsverlauf können außer Worten auch Gesten und Berührungen (Umarmen) sein.

- **Besonderheiten**

Kondolenzgespräche sind emotionale Gespräche, daher als Vorbereitung reflektieren, wie die eigene Gesprächsbereitschaft ist, welche Informationen bestehen und was konkret angeboten werden kann. Die größte Herausforderung im Gespräch mit Trauernden ist das Zuhören und »Aushalten« der Gefühle. Um sicherzustellen, dass der Trauernde mögliche Unterstützungsangebote wahrnimmt, erfolgt die Formulierung erst nach dieser Gesprächsphase.

> **Nicht Schweigen sondern im Trauerfall auf den Angehörigen oder Mitarbeiter zugehen und den Kontakt suchen. Unterschiedliche Reaktionen und Emotionen akzeptieren.**

- **Stolpersteine**

Die angebotenen Unterstützungsmöglichkeiten für Mitarbeiter nicht ernst nehmen (leere Versprechungen) und nicht umsetzen.

- **Praxistipp**

Hat man selbst evtl. ähnliche Erfahrungen im Umgang mit Tod und Trauer von Angehörigen gemacht, kann die Reflektion auf das eigene Erleben (Ängste, Emotionen) hilfreich für das Gespräch sein. Eine Fort- und Weiterbildung zum Thema Tod und Sterben fördert das Wissen um die unterschiedlichen Trauerbewältigungsstrategien, die Phasen des Sterbens und den unterschiedlichen Umgang der Betroffenen mit Emotionen. Bei belastenden Situationen kann auch das Instrument der Supervision im Team eingesetzt werden, z. B. für Teams auf Palliativstationen.

4.22   Kritikgespräch

- **Worum geht es in diesem Gespräch?**

Kritik wird von zahlreichen Menschen als Bedrohung empfunden. Es fällt nicht leicht, Kritik anzunehmen und/oder Fehler einzugestehen. Kritik anzunehmen oder konstruktiv zu äußern, ist Bestandteil einer weiterentwickelten sozialen Kompetenz. Kritik ist alltäglicher Bestandteil im kommunikativen Umgang mit Kollegen, Patienten und Mitmenschen.

- **Anlass**

Ein Kritikgespräch mit dem Mitarbeiter sollte dann durch die Führungskraft/Vorgesetzten initiiert werden, wenn:
- beim Mitarbeiter ein Leistungsproblem vorliegt,
- wiederholt negatives Verhalten aufgefallen ist,
- ein gravierendes Fehlverhalten vorliegt oder
- die unterschiedliche Gesprächsstufen im Vorfeld kein Ergebnis/Veränderung gebracht haben.

- **Ziel/e**
- Identifikation der Gründe, warum es zu einem Fehlverhalten, zu einem Fehler oder zu einer mangelnden Arbeitsleistung gekommen ist (manchmal demaskieren sich in einem Kritikgespräch Gründe, die z. B. betriebliche Hintergründe oder eine Konfliktsituation beinhalten)
- Gemeinsame Lösungsfindung, wie Abhilfe geschaffen wird

- **Inhalt/Struktur/Durchführung**
  Die Gesprächseröffnung

  Gleich zu Beginn wird durch den Gesprächsführenden der Weg für die Gesprächsentwicklung gebahnt (Motivation oder Destruktion?). Bei Mitarbeitergesprächen mit »negativ belegten Inhalten«, wie z. B. beim Kritik-und Konfliktgespräch ist der Mitarbeiter sehr sensibilisiert in der Wahrnehmung von nonverbale Körpersignale (wie z. B. Mimik, Gestik, Körperhaltung).

  Unmittelbar nach der Begrüßung und Herstellen einer Kontaktaufnahme wird das Gespräch auf den Anlass fokussiert und in Form von Ich-Botschaften begonnen. Beispiel: »Ich möchte heute über den gestrigen Vorfall mit Ihnen sprechen Herr Müller«.

  Beispiel für einen »roten Faden« zur Durchführung eines Kritikgesprächs (◗ Abb. 4.7, ◗ Abb. 4.8):
- **Gespräch eröffnen**
  - Begrüßung
  - Anlass und Gesprächsziel benennen (nach der Begrüßung das Gespräch zeitnah beginnen)

Praxistipp

Maßnahmenplan			
Erwartungen des Vorgesetzten und Ziele: 1. 2. 3.			
Maßnahme **WAS?**	**WER?**	bis **WANN?**	**Nächster Gesprächstermin**
Datum/ Unterschrift Führungskraft _____ Mitarbeiter _____			

▢ Abb. 4.7 Beispiel für einen Maßnahmenplan zur Dokumentation/Ergebnissicherung von Kritikgesprächen

— **Kritik auf Sachebene formulieren**
   = Das Fehlverhalten konkret benennen
   = Fakten, Beispiele und/oder Beobachtungen heranziehen
— **Stellungnahme des Gesprächspartners anhören**
   = Gemeinsame Ursachenanalyse
   = Auswirkungen und Folgen des Fehlverhaltens aufzeigen
— **Über Veränderungsmaßnahmen sprechen**
   = Klare Ansage durch die Führungskraft, welches Verhalten/ Leistung in Zukunft vom Mitarbeiter erwartet wird
   = Mitarbeiter soll sich zu den erwarteten Änderungen äußern
   = Prüfen, ob Unterstützungsbedarf durch die Führungskraft besteht
   = Vereinbarungen zur Überprüfung des zukünftigen Verhaltens treffen

4

Persönliche Checkliste zur Vorbereitung auf die Durchführung eines Kritikgespräches

Name des Mitarbeiters: ....

Anlass:...
....

Datum/ Uhrzeit: .... Ort: .... Zeitrahmen: ....

Sachverhalt/ Fakten:
....
....
....

Auswirkungen auf:

Arbeitsleistung: ....

Team: ....

Unternehmen: ....

Patienten: ....

Andere: ....

Mögliche Reaktionen des Mitarbeiters (worauf sollte ich mich vorbereiten?)
....
....
....
....

Was will ich als Führungskraft mit diesem Gespräch erreichen? (Absprachen? Maßnahmen?)
....
....

Besonderheiten in der Vergangenheit (gab es schon mal Gespräche? Protokolle? Habe ich diese vorliegen?)
....
....

Woran muss ich noch denken?
....

◻ **Abb. 4.8**   Beispielvorlage für eine Checkliste zur Vorbereitung auf die Durchführung eines Kritikgespräches

━ **Gesprächsabschluss**
  ━ Zusammenfassung der besprochenen Inhalte und Vereinbarungen
  ━ Ggf. Folgetermin vereinbaren
  ━ Positiver Abschluss (z. B. Hinweis auf gute Leistungen
    oder Eigenschaften) mit zukunftsorientierter Ausrichtung

■ **Besonderheiten**

Gerade bei Kritikgesprächen können Ängste das Gespräch und/
oder den Mitarbeiter blockieren. Unterstützend ist zum Bespiel
bei Gesprächsbeginn der Hinweis auf die Vertraulichkeit des
Gesprächs (»Das Gespräch findet in einem geschützten Rahmen
statt«).

■ **Stolpersteine**

Die Art und Form der Kritikäußerung und die Wortwahl haben
einen großen Einfluss auf die Gesprächsführung und auf das
angestrebte Ergebnis. Der Gesprächsführende sollte negativ
belegte Formulierungen und eine alleinige, negativ wertende,
monologische und Aufzählung von Kritikpunkten vermeiden, da
dies für den Mitarbeiter eine geringe Wertschätzung impliziert,
z. B.: »Das haben Sie wie immer falsch gemacht!«, »Das war mir
klar, dass Sie das nicht hinbekommen!«).

■ **Praxistipp**

Um den Mitarbeiter zum Sprechen zu ermuntern und um möglichst viele Informationen zu erhalten, ist die Gesprächsführung
durch die Fragetechnik (offene Fragen) beeinflussbar. Der Mitarbeiter soll ausreichend Zeit bekommen, um seine Sicht beizu-
tragen. Die Überleitung zum Kritikanlass kann z. B. lauten: »Herr
Müller, wie sehen Sie den Sachverhalt?«, »Was denken Sie, wie ich
den Sachverhalt als Führungskraft sehe?«, »Was denken Sie, wie
sich das Team dabei fühlt«? »Was werden Sie für die Zukunft aus
diesem Gespräch mitnehmen?« »Was schlagen Sie für die Zukunft
vor?«

Da der Gesprächsführende (Sender) dafür verantwortlich ist,
was beim Gesprächspartner (Empfänger) ankommt, ist es zielfüh-
rend, wenn:

- die Aussagen klar und unmissverständlich als Ich-Botschaften formuliert sind,
- keine widersprüchlichen Aussagen getroffen werden,
- der Gesprächspartner nicht »vorgeführt« oder angegriffen
  wird,
- die Sachebene eingehalten wird,
- die Kritikpunkte keine negativen Reizworte enthält (z. B. »So
  bin ich es ja von Ihnen gewohnt«),
- die Situation zukunftsorientiert bearbeitet wird (z. B. »Wie
  sehen Sie Ihr zukünftiges Verhalten in der Situation?«),
- der Mitarbeiter seinen Standpunkt einbringen kann.

4.23   Leistungsminderung, Mitarbeitergespräch

Um mit kontinuierlicher oder auch plötzlich auftretender Minderleistung (Low-Performance) von Mitarbeitern kompetent umzugehen, ist die Führungskraft/Vorgesetzte gefordert, Abhilfe zu schaffen. Voraussetzung für alle Maßnahmen (von der Abmahnung bis zur Kündigung) ist der dokumentierte (und dadurch ggf. justiziable) Nachweis, wodurch sich die bemängelte Minderleistung von der Normalleistung im Arbeitsbereich des Mitarbeiters darstellt. Unter »leistungsschwachen« Mitarbeitern (Low Performern) versteht man arbeitsrechtlich die Minder- bzw. Schlechtleistung durch qualitative (zu viele Fehler) und quantitative Mängel (zu langsames Arbeiten). Eine Minderleitung liegt dann vor, wenn die erbrachte Leistung (Ist) die vertraglich geschuldete Leistung (Soll) nicht erfüllt bzw. abweicht.

> **Die Abweichung der Ist-Leistung von der Soll-Leistung rechtfertigt nicht zwingend arbeitsrechtliche Maßnahmen.**

Das Bundesarbeitsgericht hat in zwei richtungsweisenden Urteilen (2 AZR 536/06 und 2 AZR 752/06) entschieden: Die Richtschnur für die Leistung eines Mitarbeiters wird durch dessen persönliche Leistungsfähigkeit bestimmt und nicht durch den Vergleich mit anderen.

- **Tipps zum Umgang mit Minderleistung**
  - Definition der Soll-Arbeitsleistung bezogen auf die konkrete Position des Mitarbeiters
  - Bestimmung der Ist-Arbeitsleistung (Bestandsaufnahme)
  - Soll/Ist-Abgleich in Bezug auf die Arbeitsleistung
  - Ursachen durch Mitarbeitergespräche herausfinden (Was ist die Ursache? Welche/n Verantwortung/Handlungsoption/Kompetenzrahmen habe ich als Führungskraft/Vorgesetzter? Wie ist der Weg?)
  - Lösungswege (z. B.: Sind Entwicklungsmaßnahmen notwendig? Ist ein Coaching, vor allem bei Führungskräften mit Leistungs- und Motivationseinbrüchen, sinnvoll?) für eine strategische Vorgehensweise erarbeiten
  - Maßnahmenkatalog erstellen und Leistungssteigerung in einem Mitarbeitergespräch einfordern
  - Überprüfung der Einhaltung von vereinbarten Maßnahmen und Kontrolle der Arbeitsleistung/Leistungsverhalten
  - Ggf. Abmahnung(en), als letzte Instanz dann Einleiten des Trennungsmanagements

Tab. 4.1. Gründe für Minderleistungen und Strategien zur Lösung

Gründe für eine Minderleistung	Strategieansatz
Gesundheitliche Einschränkungen	Betriebliches Gesundheitsmanagement (Betriebsärztlicher Dienst, z. B. prognostische Einschätzung der Einsetzbarkeit) Betriebliches Wiedereingliederungsmanagement
Fehlende Eignung	Aktuelle und detaillierte Tätigkeits- und Anforderungsprofile zur Unterstützung der Personalauswahl (»der richtige Mitarbeiter auf die richtige Stelle«) Strukturierte Personenauswahlverfahren Probezeitevaluation und Mitarbeitergespräche
Unter- und Überforderung	Mitarbeitergespräch, Begleitung bei Organisations- und Aufgabenveränderungen Prävention von Burnout (krank durch Überforderung) und Boreout (krank durch Unterforderung)
Privates Umfeld, z. B. Familiäre Belastungssituation	Mitarbeitergespräch, Beratung, ggf. Angebot einer befristeten Arbeitszeitreduzierung, Nachtdienstbefreiung, befristete Aussetzung vom Schichtdienst

- **Worum geht es in diesem Gespräch?**

Das Gespräch wird mit Mitarbeitern geführt, bei denen objektiv eine begründete Abnahme der Leistung (reduziertes Leistungsprofil) zu bemerken ist. Die Leistungsminderung kann unterschiedliche Gründe haben (explizit ausgenommen in dieser Gesprächsbeschreibung der Aspekt der absichtlichen Leistungsverweigerung und der Leistungsminderung durch Schwerbehinderung).

- **Ziel/e**
- Eine gesunde Balance zwischen Fordern und Fördern finden
- Die Etablierung von gesundheitsfördernden und -erhaltenden Strukturen und Maßnahmen
- Implementierung eines betrieblichen Wiedereingliederungsmanagement
- Schaffung einer motivationsfördernder Unternehmens- und Führungskultur

- **Inhalt/Struktur/Durchführung**

Im Rahmen des Mitarbeitergespräches geht es primär darum, Faktoren zu identifizieren, die zu einer Leistungsminderung führen, und geeignete und individuelle Hilfsangebote anzubieten, bzw. den Mitarbeiter zu informieren, welche Anlaufstellen im Haus etabliert sind.

- **Besonderheiten (** Tab. 4.1)

- **Stolpersteine**
- Das Problem der Minderleistung wird nicht offen angesprochen und lange Zeit im Team mitgetragen.
- Die Definition Minderleistung ist nicht klar definiert, arbeitsrechtliche Maßnahmen nur schwer mit dieser Begründung durchsetzbar.

- **Praxistipp**

Führungskräfteentwicklung zum Thema gesundheitsorientierte Mitarbeiterführung, Mitarbeitermotivation und Führen von Mitarbeitergesprächen.

4.24 Mitarbeiterbesprechung

- **Worum geht es in dieser Besprechungssituation?**

Die Mitarbeiterbesprechung wird auch als Team- oder Dienstbesprechung bezeichnet. Mitarbeiterbesprechungen unterstützen und strukturieren die Informations-, Wissens- und Organisationsentwicklung in der Gruppe der Mitarbeiter. Durch den Austausch von Informationen profitieren Führungskräfte, da die Teambesprechung ein Meinungsbild der Mitarbeiter repräsentiert, und die Mitarbeiter durch Nutzung der Mitarbeiterbesprechung als Kommunikationsplattform. Mitarbeiterbesprechungen sind wichtige Führungsinstrumente und Grundelement der Qualitätssicherung in der Pflege.

> **Vor jeder Besprechungsplanung prüfen, ob diese überhaupt notwendig ist, bzw. Teambesprechungen als Instrument der Regelkommunikation (Jour-fixe) etablieren.**

Ein strukturierter Besprechungsablauf nach dem IDEE-Prinzip beinhalte die Elemente Information–Diskussion–Entscheidung–Ergebnissicherung.

- **Anlass**
- Als regelmäßiger strukturierter Austausch (Jour-fixe)
- Die Mitarbeiterbesprechung im Rahmen des Projekt- und Prozessmanagements (»Was läuft wo«, » Wie ist der aktuelle Stand zum Thema …«, »Welchen Stand haben z. B. bauliche Veränderungen und wo werden Einflüsse auf die bisherige Organisationsstruktur erwartet«)
- Aus aktuellem Anlass (meist top-down-Durchführung der Teambesprechung ohne vorbereitenden zeitlichen Vorlauf für die Teilnehmer/ggf. auch für die Führungskraft)
- Als Mitteilung über neue Regelungen im Unternehmen (z. B. Dienstvereinbarungen, Umsetzung von gesetzlichen Vorgaben)
- Als Urlaubsbesprechung

> **Eine Dienstbesprechung nicht ausschließlich nur dann (spontan) durchführen, wenn es negative Anlässe oder Probleme gibt, da dies eine negative Grundstimmung bei den Besprechungsteilnehmern fördert und eine aktive, konstruktive und lösungsorientierte Gesprächskultur erschwert wird.**

- **Ziel/e**
- Information/Informationsaustausch
- Problemlösung
- Entscheidungsvorbereitung
- Abfrage eines Meinungsbilds und von Erfahrungen im Team
- Schaffung von strukturierten und verbindlichen Rahmenbedingungen
- Verbindliche Kommunikations- und Informationsstruktur durch Etablierung der Teambesprechung als Instrument der Regelkommunikation
- Unterstützung der Stabilität (Nachhaltigkeit) in Veränderungsprojekten (Change Management)
- Mitarbeiter- und Teamentwicklung
- Vertrauensbildung im Rahmen der Teamentwicklung
- Gemeinschaftliche Konflikt- oder Problemlösung
- Fortbildung und z. B. Geräteeinweisung
- Optimierung der Kommunikation im therapeutischen Team
- Steigerung der Mitarbeitermotivation und Mitarbeiterzufriedenheit durch Information (Bedürfnisbefriedigung nach Information, Einbindung, Austausch zur Steigerung der Arbeitszufriedenheit und Entwicklung einer Unternehmenskultur)
- Teambildung durch Informationstransparenz und aktive Beteiligungsmöglichkeiten (integrative Partizipation)
- Unterstützung in Veränderungsprozessen durch Stärkung der Identifikation mit dem Unternehmen/Arbeitsplatz (z. B. Information über den Stand über die Umsetzung baulicher Maßnahmen)
- Stärkung der positiven Außenwirkung für das Unternehmen (aktuell vor allem im Kontext Mitarbeiter finden)

- **Inhalt**
- Wichtige Informationen aus dem Unternehmen
- Fachlicher Austausch
- Kurz-Fortbildungen (z. B. Zusammenfassung nach einer Kongress- oder Fortbildungsteilnahme, Geräteeinweisung, spezielle Krankheitsbilder auf der Station, neue Operations- oder Anästhesieverfahren, Aktuelles aus Intensivmedizin/Intensivpflege)
- Themenbezogene Gästebeiträge (z. B. Hygiene, Brandschutz, IT) als Pflichtthemen
- Team-Themen (z. B. Aufarbeitung interner Problemsituationen, Projektarbeiten, Umsetzung von Pflegeorganisationskonzepten)

- Mitarbeiterbesprechungen bieten einen internen Diskussionsraum für das Team
- Austausch im interdisziplinären/interprofessionellen Behandlungsteam, z. B. durch Teilnahme der Physiotherapeuten, der Apotheker bei Fragestellungen zur Medikation, zu Dokumentationsprogrammen und/oder zu den Medikamentenverbräuche
- Aufnahme der Themen Verweildauersteuerung, Belegungskoordination, Verbrauchssteuerung im Bereich Medikalprodukte
- Als Möglichkeit neue Mitarbeiter, Praktikanten/Hospitanten, Auszubildende und Gäste vorzustellen

- **Struktur/Durchführung**
- Ein fester Zeitrahmen (z. B. Besprechungsturnus alle 4–6 Wochen mit einem Zeitrahmen von z. B. 1,5 Stunden)
- Die Mitarbeiterbesprechungen in der Ressourcenplanung (Personaleinsatzplanung und Stationsablauf) berücksichtigen
- Eine ganzjährige Planung der Besprechungstermine
- Immer eine Tagesordnung (Themen, Gäste etc.) im Vorversand und als Aushang auf Station (für Themenvorschläge der Mitarbeiter)
- Feste, immer wiederkehrende Themen sind als Fixthema (Fix-TOP) gekennzeichnet (z. B. Hygiene, Kosten-Controlling, Belegungs- und Entlassungsmanagement, Verweildauersteuerung, Stellensituation, Projektarbeit)
- TOP 1 im Besprechungsablauf ist immer die Verabschiedung des Protokolls der vorherigen Besprechung
- Der Besprechungsort ist idealerweise außerhalb der Station, um Störungen zu vermeiden
- Das zeitliche Besprechungsfenster ist im Dienstplan hinterlegte Arbeitszeit (Tipp: ggf. den Personalrat frühzeitig einbinden, wenn Änderungen der Dienstzeiten erforderlich sind)
- Die Teilnahme an Dienstbesprechungen ist verpflichtend
- Die Möglichkeit der Informationsweitergabe an nicht anwesende Mitarbeiter ist festgelegt (z. B. Protokollversand elektronisch, »Stationsbuch/Ordner – WICHTIGES und NEUES«, stationsbezogene Informationsforen im Intranet, Stations-Apps)
- Bei jeder Besprechung wird ein Protokoll erstellt und zeitnah nach dem Besprechungstermin ausgehängt (ca. 1 Woche)
- Alle Mitarbeiter sind verpflichtet, das Protokoll nach der Besprechung zu lesen und mit einem Handzeichen zu bestätigen

◻ Tab. 4.2   Strukturelemente einer professionellen Mitarbeiterbesprechung

Vorbereitung	Durchführung	Nachbereitung
Einladung Tagesordnung Ziel Teilnehmer	Spielregeln Moderation Spielregeln To-do-Liste	Protokoll Nachbetrachtung der Besprechung Folgetermin
Geeignete Rahmenbedingungen (z. B. Raum, Störfaktoren minimieren) Einladung/Agenda vorab Festlegung, z. B. Moderation, Spielregeln, Besprechungsdauer, Protokollführung Zeiten für Teambesprechungen müssen in der Ressourcenplanung berücksichtigt werden	Fester Termin (Jour fixe) Einhaltung des Zeitrahmens Dokumentation der Ergebnisse, Verantwortlichkeiten, Arbeitsaufträge (Protokoll) Gewährleistung einer vertraulichen Gesprächsbasis z. B. bei Konfliktthematiken (»geschützter Raum«)	Protokollaushang, Protokollversand Sicherstellen, dass auch abwesende Mitarbeiter die Information erhalten (Handzeichen) Überprüfung der Einhaltung von verabredeten Arbeitstaufträgen (To-do-Listen) Eigene Reflektion, wie die Besprechung verlaufen ist!

> ❯ Auch für Besprechungen findet das (zeitliche) Planungsmanagement mit der 60–20–20-Regel Anwendung, d. h. Zeitanteile für **Wichtiges (60%) – Variables (20%) – Soziales (20%)**.

▪ **Aufgaben der Führungskraft als Besprechungsleitung (Moderation)**

Um den Besprechungsablauf effizient und strukturiert zu gestalten, ist eine *Vorbereitung* in Bezug auf Planung, *Durchführung* und *Nachbereitung* wichtig (◻ Tab. 4.2). Die Besprechungsleitung hat damit einen »roten Faden«, wie die Besprechung ablaufen soll und welche Inhalte z. B. durch wen eingebracht werden. In der Nachbereitungsphase werden die Zielerreichung der durchgeführten Besprechung und die Reaktion der Besprechungsteilnehmer analysiert. Besprechungen bieten der Besprechungsleitung auch die Gelegenheit, nach der Durchführung die eigenen Rolle zu reflektieren (z. B. »Wie habe ich auf Störungen reagiert?«, »Wie bin ich auf die Reaktionen im Team eingegangen?«, »Was hat mich verunsichert?«, »Was habe ich gut gemacht?«, »Was ist nicht so gut gelaufen?«) und daraus für die folgenden Besprechungssituationen zu lernen.

▪ **Besonderheiten**
– Aushang der geplanten Tagesordnung vorab, die Mitarbeiter können Themen beitragen.
– Um zeitraubende Diskussionen über die (meistens) unbeliebte Protokollführung zu sparen, werden die Protokollführer

bereits auf dem Vorweg (z. B. in der vorherigen Besprechung) durch die Besprechungsleitung benannt.

- In regelmäßigen Abständen Einladung der nächst höheren Führungskraft (je nach Organisationsstruktur im Pflege- und Funktionsdienst).
- Teambesprechungen sind unter dem Aspekt der Kommunikation ein Instrument der internen Qualitätssicherung.
- Es ist sinnvoll, Besprechungsregeln zu implementieren.
- »Heikle« Themen, wie z. B. Teamkonflikte, ggf. durch eine unbeteiligte Person (intern/extern) moderieren lassen und je nach Komplexität gesonderte Termine festlegen.

- **Vorteile der Mitarbeiterbesprechung (für die Führungskraft und die Mitarbeiter)**
- Die Führungskraft gewinnt Informationen (Meinungsbild) aus dem Team.
- Unterschiedliche Meinungen für eine Entscheidungsvorbereitung und/oder Entscheidungsfindung werden aktiv einbezogen und führen zu einer stärkeren Identifikation und damit zu einer stärkeren Bereitschaft, an Veränderungen mitzuarbeiten.
- In der Gruppe ist bei Problemlösungen eine schnellerer Lösungs-/Kompromissfindung möglich.
- Der Informationsstand wird angeglichen, da unterschiedliche Wissensstände leicht zu einem sog. »Stille-Post-Effekt« führen können.

- **Stolpersteine**
Besprechungen werden von den Mitarbeitern oftmals als belastend empfunden, wenn keine Ergebnisse daraus resultieren oder eine Zielsetzung nicht erkennbar ist. Nicht zu vernachlässigen ist der Kostenfaktor in Bezug auf gebundenen Personal- und Zeitressourcen für Besprechungen. Zu den häufig genannten Störgrößen zahlen auch:
- Eine selten stabile und verbindliche Terminplanung für Teambesprechungen
- Eine kurzfristige Terminierung
- Eine überfrachtete oder nicht bekannte Tagesordnung
- Die Termine werden bei hoher Arbeitsbelastung abgesagt
- Es besteht keine Teilnahmeverpflichtung der Mitarbeiter an der Mitarbeiterbesprechung
- Die Zeitressourcen sind zu knapp oder zu lang kalkuliert

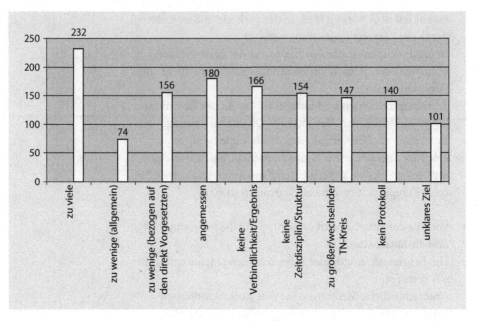

Abb. 4.9   Bewertung von Besprechungen während der Arbeitszeit (I. Welk/2014; Befragung von 300 Mitarbeitern (n = 300) aus dem Pflegebereich (Mehrfachnennungen möglich)

— Die Besprechung beinhaltet einen Monolog der Führungskraft
— Die Informationsweitergabe wird gefiltert
— Es gibt keinen geschützten Raum für Diskussionen und Austausch im Team
— Die Besprechungen finden in den Räumlichkeiten der Station statt (häufig Störungen)
— Es gibt keine Protokolle zum Nachlesen
— Die Informationsweitergabe an nicht anwesende Mitarbeiter ist nicht immer gewährleistet
— Es gibt wenig stationsinterne Fortbildungen
— Es sind zusätzlich Besprechungstermine bei aktuellen Anlässen und Fortbildungen (z. B. Geräteeinweisungen) notwendig

■ **Warum scheitern Besprechungen?**
Im Arbeitsalltag finden zahlreiche Besprechungen statt und enden häufig mit einer großen Unzufriedenheit der Teilnehmer (■ Abb. 4.9). Ursachen sind:
— Keine Vorbereitung (keine Terminplanung, fehlende Tagesordnung)
— Zu großer/falscher/wechselnder Teilnehmerkreis

◘ Tab. 4.3. Beispiele für Persönlichkeiten und Tipps für den Umgang

Persönlichkeitstyp	Strategie in der Besprechung
Der Vielredner	Redezeit für Beiträge vorab festlegen, ggf. im Redefluss (höflich) unterbrechen, nicht »abwürgen«
Der Nein-Sager	Als Besprechungsleiter die Expertise wertschätzen und den Nein-Sager begründen lassen, warum er eine ablehnende Haltung hat, die Teilnehmer einbeziehen, wie deren Sicht dazu ist
Der Schüchterne	Der Moderator bezieht den Schüchternen in das Gespräch durch Fragestellungen ein »Was meinen Sie dazu?«
Der Innovative (»steht hinter dem Thema, z. B. bei Veränderungen«)	Positiv denkende Besprechungsteilnehmer (Mitarbeiter) die Inhalte/Ergebnisse zusammenfassen lassen, die Besprechungsleitung bindet diese Mitarbeiter gezielt in die Diskussion einbinden, um eine positive Verstärkung innerhalb der Teamstruktur zu erreichen (Multiplikator)
Der Störer	Keine Provokation zulassen, ggf. auf die Besprechungsregeln hinweisen und den Teilnehmer aktiv auffordern, seine Sichtweise zum Thema der Besprechung zu äußern (aktive Einbindung)

- Besprechungsanlass/Ziel/Ergebnis nicht bekannt
- Ungünstiger Zeitpunkt
- Keine Zeitdisziplin/fehlende Struktur
- Fehlende Moderation (Abschweifen vom Thema (»Märchenstunde«), Ungleichgewicht der Redebeiträge)
- Keine Konsequenzen aus der Besprechung (fehlende To-do-Liste, keine Nachbereitung/erkennbare Aktivitäten/Ergebnisse)
- Wechselnde Teilnehmer (Zeitverluste durch Wiederholung der vorherigen Inhalte)
- Zwangsteilnahme (»Ich wurde geschickt«)

- **Umgang mit »schwierigen« Mitarbeitern in Besprechungen**
In jedem Team, also auch in jeder Besprechung, gibt es unterschiedliche Persönlichkeiten (◘ Tab. 4.3). Die Besprechungsleitung hat die Aufgabe, diese unterschiedlichen Persönlichkeiten zu identifizieren und in die Besprechung konstruktiv einzubinden, damit keine Störungen resultieren.

- **Praxistipp (◘ Tab. 4.4, ◘ Abb. 4.10, ◘ Abb. 4.11)**

◻ Tab. 4.4. Checkliste: Ist die Mitarbeiterbesprechung notwendig?

	ja	nein
Eignet sich das Problem für die Bearbeitung in der Gruppe?		
Ist die Entscheidungsfindung abhängig durch die Gruppe?		
Kann die Entscheidung durch die Führungskraft getroffen werden?		
Ist die Klärung in einem Vieraugengespräch möglich?		
Gibt es bereits eine Lösung (z. B. Grundsatzentscheidung, Dienstvereinbarung, Standard)?		
Sind die richtigen Teilnehmer verfügbar?		
Welche Reaktionen aus der Gruppe sind zum Thema zu erwarten?		
Was passiert wenn die Besprechung nicht stattfindet?		

Adaptiert nach Prof. W. Mentzel (2012)

Sehr geehrte Frau/ Herr…

hiermit möchte ich Sie herzlich zur Mitarbeiterbesprechung der Station ….. einladen und bitte Sie um:

☐ aktuelle Informationen aus dem Unternehmen/zum Thema:
....

☐ eine Kurzpräsentation (Dauer ca. ……Min.) über die Kongress- bzw. Fortbildungsteilnahme:
....
....

☐ einen Kurzvortrag (Dauer ca. … Min.) zum Thema:
....

☐ eine Einweisung für/ in:
....

☐ Sonstiges:
....

Die Besprechung findet statt
am 00.00.0000
von 00:00 bis 00:00 Uhr
Raum ....

Vielen Dank und mit freundlichem Gruß
Unterschrift ....

◻ Abb. 4.10　Beispielvorlage Einladungsanschreiben Gäste für Mitarbeiterbesprechungen

Mitarbeiterbesprechung vom:			Uhrzeit: von ____ bis ____		
Teilnehmer:					
Gäste:					
Moderation:		**Protokollführung:**			
TOP	**Beschluss Ergebnis Aktivität Maßnahme**	**wer**		**mit wem**	**bis wann**
TOP 1	Verabschiedung des Protokolls vom.............	alle			
Nächster Besprechungstermin:					

□ Abb. 4.11 Beispielvorlage Protokoll Mitarbeiterbesprechung

4.25 Moderation (in der Gruppe), z. B. bei Teambesprechungen)

- **Worum geht es in dieser Besprechungssituation?**

Die Moderation (lat. *moderare* = führen, lenken) ist eine Methode für eine gemeinsame, ergebnisorientierte und strukturierte Gruppenarbeit (z. B. in Besprechungen, Seminaren, Arbeitsgruppen, Workshops, Aus-, Fort- und Weiterbildung, im Projektmanagement und in Mitarbeiterbesprechungen). Die Gruppenarbeit wird durch einen Moderator unterstützt, um die Entscheidungs- und/oder Lösungsfindung unter Berücksichtigung der Steuerungs-, Beziehungs- und Inhaltsebene zu strukturieren (zu fördern und anzuregen). Die gemeinsame Ergebnisentwicklung erleichtert die Weiterentwicklung und spätere (nachhaltige!) Umsetzung. Durch aktiven Einbezug (Partizipation) wird eine höhere Identifikation mit dem Thema und den abgeleiteten Ergebnissen und Maßnahmen erreicht.

- **Anlass (häufigste Beispiele)**
  - Teambesprechung
  - Arbeitsgruppen
  - In Großgruppen (z. B. im Rahmen der Organisationsentwicklung im Unternehmen)
  - Diskussionsforen
  - Kongresse (Moderation der Diskussionsbeiträge zwischen Referent und Auditorium)

- **Ziel/e**

Das Hauptaugenmerk des Moderators liegt auf der **Gruppe** (z. B. alle einbeziehen, die Gruppendynamik berücksichtigen, Konflikte und Störungen wahrnehmen), dem **Thema** (z. B. Tagesordnungspunkte (TOP) beachten, Ergebnisse zusammentragen) und der **Zeit** (z. B. Einhaltung der zeitlich begrenzten Redezeit für Beiträge, Zeitrahmen der Veranstaltung gesamt, Pausenabsprachen und für die Ergebnissicherung).

Zu den Zielen der Moderation gehören:
  - Problemlösung
  - Kommunikation in der Gruppe/Team
  - Ressourcen aller Beteiligten nutzen
  - Gedanken visualisieren und festhalten

- **Inhalt/Struktur/Durchführung**

Die Moderation ist gekennzeichnet durch einen definierten und strukturierten Ablauf. Der Moderator übernimmt während der Moderation unterschiedliche Rollen und Aufgaben und setzt unterschiedliche Moderationstechniken ein.

> ❯ Die Moderation beinhaltet die Sach- und Beziehungsebene. Aufgabe des Moderators ist die Synchronisation beider Ebenen im Moderationsprozess.

- **Der Moderationsprozess gliedert sich in 5 Phasen:**
  - **Phase 1 = Eröffnung und Begrüßung**
    - Vorstellung der Teilnehmer
    - Festlegung der Rahmenbedingungen (Formales)
    - Vorstellung der Themen und Zielsetzung
    - Schaffung einer positiven Arbeitsatmosphäre
    - Ggf. Abfrage der Befindlichkeiten und Erwartungen der Teilnehmer (»Blitzlicht«)
  - **Phase 2 = Themensammlung**
    - Sammlung der zu bearbeitenden Themen
    - Konkretisierung der Inhalte

— Prioritätensetzung durch die Teilnehmer

— **Phase 3 = Bearbeitung der Themen, Lösungsvarianten erarbeiten**

   — Informationssammlung zum Ist-Zustand

   — Sammlung von zukunftsorientierten Informationen/Vorstellungen zur Soll-Situation

   — Abgleich Ist- und Soll-Situation in Bezug auf die formulierten Fragen/Themen

   — Aufzeigen möglicher Konflikte, Probleme und Widerständen

   — Entwicklung von Lösungsansätzen (Sammlung)

   — Aktiver Austausch und Kommunikation zwischen den Teilnehmern (Aufgabe des Moderator, diese zu fördern)

— **Phase 4 = Ergebnissicherung**

   — Maßnahmenplanung

   — Erstellen eines Tätigkeitskataloges (To-do-Liste) unter Verwendung konkreter und ausführlicher Satzformulierungen

   — Diskussion der Ergebnisse

❯ **Wichtig ist die schriftliche Dokumentation, wer was mit wem bis zu welchem Termin arbeitet.**

— **Phase 5 = Abschluss der Veranstaltung**

   — Abfrage, zu welchen Themen noch Klärungsbedarf besteht

   — Positiver Abschluss und Dank an die Teilnehmer für das Engagement der Gruppe

   — Abschließendes »Blitzlicht«, wie die Teilnehmer die Gruppenarbeit empfunden haben, ob die Erwartungen erfüllt sind und wie die Befindlichkeit nach Abschluss der Veranstaltung ist

   — Information an die Gruppe über die weitere Vorgehensweise mit den Themen- und Arbeitsinhalten

   — Ggf. Folgetermin bekanntgeben

▪ **Besonderheiten**
— Ein wichtiger Baustein der Moderation ist die Visualisierung
— Für eine professionelle Moderation kommen unterschiedliche Methoden zum Einsatz (klassische Beispiele)

▪ **Moderationstechniken (Beispiele)**
— **Kartenabfrage**
   Auf der Pinnwand steht eine visualisierte Frage. Die Teilnehmer geben Antworten auf Moderationskarten an den

4

Moderator weiter oder heften diese an die Pinnwand. Abschließend werden die Antwortkarten durch den Moderator vorgelesen, gemeinsam in der Gruppe nach Aussagen geordnet (sog. Clusterbildung) und mit Hauptüberschriften versehen. Eine Bewertung kann ggf. mit Klebepunkten erfolgen (s. Punktbewertung).

— **Punktbewertung** (z. B. in der Phase der Themen-Priorisierung)
Auf dem Flipchart/Pinnwand stehen Fragen bzw. Themen. Die Teilnehmer kleben Punkte hinter die Fragen/Themen, die ihrer Meinung nach Priorität in der Bearbeitung haben. Über den Moderator wird vorgegeben wie viele Punkte maximal eingesetzt werden können.

— **Zuruf-Abfrage**
Der Gruppe wird eine visualisierte Frage auf der Pinnwand vorgestellt. Die Beiträge aus der Gruppe werden zugerufen und mitgeschrieben (idealerweise durch eine zweite Person). Danach weitere Bearbeitung wie bei der Kartenabfrage.

— **Brainstorming**
Alle Teilnehmer äußern ihre Ideen/Antworten spontan zum Thema. Auf einem Flipchart werden die Beiträge visualisiert (ohne Bewertung, ohne Diskussion). Erst abschließend werden die Beiträge thematisch geordnet und danach durch die Gruppe bewertet. Beiträge mit Fremdthemen werden in einem sog. Themenspeicher gesammelt, damit sie später nicht vergessen sind und diskutiert werden können.

■ **Stolpersteine**
Die Verwendung von Stichworten in der Dokumentation und auf den Moderationsmitteln erschwert in der Nachbetrachtung die Übersicht und Nachvollziehbarkeit, was eigentlich gemeint war (pro Karte nur eine Aussage und in verständlicher Formulierung).

■ **Praxistipp**
Um die Moderationsaufgabe professionell zu meistern, ist wie bei allen Gesprächssituationen eine *Vorbereitung* (Was ist Thema, Anlass? Wer nimmt teil? Welche Vorabinformationen/Vorerfahrungen liegen vor? Wo sind Widerstände zu erwarten? Hat es bereits Arbeitsgruppen gegeben?), ein *Konzept zur Durchführung* (Welche Moderationstechnik/en soll/en eingesetzt werden?) und die *Nachbereitung* wichtig (Wie sind die Ergebnisse? Wie ist das weitere Vorgehen?).

4.26   Motivationsgespräch

- **Worum geht es in diesem Gespräch?**

Das Motivationsgespräch (lat. *movere= bewegen*) soll Mitarbeiter dazu führen, ihr Engagement zu verstärken. Hauptaufgabe ist es herauszufinden, was den Mitarbeiter motiviert. Das Hauptziel eines Motivationsgesprächs besteht darin, Demotivationsfaktoren/Motivationsblockaden zu erkennen und auszuräumen. Motivationsgespräche unterstützen eine lernende Organisation durch Etablierung einer positiven Gesprächskultur und Stärkung der Zusammenarbeit durch Wertschätzung.

- **Anlass**

Unterschieden wird zum einen die extrinsische Motivation, bei der von außen Anreize (z. B. Bonuszahlung) gesetzt werden, um eine bestimmte Leistung/ein bestimmtes Verhalten herbeizuführen, und zum anderen die intrinsische Motivation, bei der die Leistungserbringung selbst das Motiv darstellt (d. h., die Aufgabenstellung ist interessant und auf den Mitarbeiter »zugeschnitten«).

- **Ziel/e**

Verstärkung von vorhandener Motivation und Schaffung einer motivierenden Arbeits- und Aufgabengestaltung für den Mitarbeiter. Dies beinhaltet z. B.:

- Abwechslung im Tätigkeitsprofil
- Die Möglichkeit, sich als Mitarbeiter aktiv mit vorhandenen Kompetenzen einzubringen
- Kompetenzaufbau (z. B. durch Zusatzqualifikationen)
- Übertragung von Verantwortung auf den Mitarbeiter (»ihm etwas zutrauen«) durch z. B. Übertragung von Entscheidungskompetenz
- Rückmeldung (Feedback) an den Mitarbeiter über Ergebnisse

- **Inhalt/Struktur/Durchführung**

Wie zu allen Mitarbeitergesprächen gehören auch zu den Motivationsgesprächen eine Vorbereitung, eine Durchführungsplanung und die Ergebniskontrolle. Grundsätzlich gilt der folgende Aufbau:

- Begrüßung, ggf. ein paar freundliche Worte, Eingehen auf die Situation des Mitarbeiters
- Darstellung des Sachverhalts
- Formulierung des Anliegens (Was soll erreicht werden?)
- Entwicklung von Lösungsvorschlägen

■ **Besonderheiten**

Motivationsfaktoren können für jeden Mitarbeiter unterschiedlich sein. Hierzu zählen z. B. Erfolg, Materielles, Anerkennung oder Zuwendung. Für die Führungskraft ist es hilfreich, im Gespräch zu erfahren (wahrzunehmen), welche Motivatoren der Mitarbeiter hat. So können Aussagen wie z. B. »Die Arbeit bedeutet für mich sehr viel«, »Wertschätzung meiner Arbeit motiviert mich« wichtige Informationen sein.

Der Grundansatz zur Mitarbeitermotivation liegt darin, demotivierende Faktoren zu minimieren. Zu negativen Einflussfaktoren zählen u. a.:

— Eine ausgeprägte Kontrolle durch Vorgesetzte
— Die Verhinderung von Eigenkreativität in der Aufgabenlösung
— Eine instabiles und/oder fehlendes Fort- und Weiterbildungskonzept
— Ein Engagement des Mitarbeiters, welches ohne Beachtung »im Sande verläuft«

■ **Stolpersteine**

— Respektieren von Mitarbeitern, die »ihre Arbeit machen wollen« und auf Motivationsstrategien verzichten. Kritisch betrachtet (vor Implementierung!) werden müssen auch sog. Prämiensysteme als extrinsischer Motivationsanreiz, da eine ggf. notwendige Wiederabschaffung als eine starke Demotivation empfunden wird.
— Vermeidung von manipulativen Aspekten der Motivation (»wenn, dann ...«).

■ **Praxistipp**

Über eine Checkliste kann das Arbeitsumfeld in Bezug auf Motivation für den Mitarbeiter eine wichtige Informationsquelle für die Führungskraft darstellen (◨ Tab. 4.5). Sind die Rahmenbedingungen im bestehende Tätigkeitsfeld motivierend oder wo besteht Handlungsbedarf?

☐ **Tab. 4.5** Checkliste: Motivierende Arbeitsgestaltung		
CHECKLISTE	**ja**	**nein**
Ist die Tätigkeit des Mitarbeiters abwechslungsreich?		
Werden unterschiedliche Kompetenzen verlangt?		
Lässt sich die Aufgabe als sinnvolles Ganzes begreifen?		
Hat die Tätigkeit des Mitarbeiters einen Sinn, einen Nutzen für andere? Ist der Nutzen bekannt?		
Verfügt der Mitarbeiter über Entscheidungskompetenz?		
Ist die Tätigkeit weitgehend selbstbestimmt?		
Bekommt der Mitarbeiter Informationen über die Ergebnisse seiner Arbeit?		
Kann sich der Mitarbeiter selbst mit Ideen einbringen?		
Modifiziert nach Dr. Matthias Nöllke; aus Management - Was Führungskräfte wissen müssen; Haufe Verlag 2003; S 72		

4.27 Personalentwicklungsgespräch

Wird auch als Fördergespräch bezeichnet (► Abschn. 4.5 Beförderungsgespräch).

- **Worum geht es in diesem Gespräch?**

Im Personalentwicklungsgespräch wird zwischen Führungskraft/Vorgesetztem und Mitarbeiter auf Dialogebene (beide Gesprächsteilnehmer nehmen Stellung, auch unterschiedliche Sichtweisen werden zur Sprache gebracht) über Vereinbarungen (falls vorhanden z. B. in Bezug auf das letzte Zielvereinbarungsgespräch) zu Entwicklungsmaßnahmen gesprochen und die daraus resultierenden Absprachen dokumentiert.

- **Anlass**

Personalentwicklungsgespräche finden zur Förderung bzw. Planung der Laufbahn (Karriereplanung) sowie für die Nachfolgeplanung statt. Im Vordergrund steht die Abstimmung einer individuellen Strategie für die Weiterentwicklung, z. B. im Rahmen der Personal- und Führungskräfteentwicklung.

- **Ziel/e**
- Die Mitarbeiter verfügen über die nötigen Qualifikationen, um ihre Aufgaben optimal erfüllen zu können
- Die Qualifikation der Mitarbeiter wird in regelmäßigen Abständen mit den Erfordernissen abgeglichen (Soll- Ist Abgleich)

— Ausgleich von Qualifikationsdefiziten durch Entwicklungsmaßnahmen
— Erhebung (Ist-Analyse) des aktuellen Wissenstandes des Mitarbeiters, seiner Pläne und Potenziale (Potenzialanalyse)
— Vereinbarung konkreter Förderungsmaßnahmen
— Mitarbeiterbindung durch perspektivische Aufstiegschancen
im Unternehmen

- **Inhalt/Struktur/Durchführung**
Zu den Gesprächsinhalten zählen:
— Schilderung der persönlichen und beruflichen Entwicklung,
z. B. die Erhebung einer mitarbeiterbezogenen Stärken- und
Schwächen-Analyse mit Identifikation ungenutzter Leis-
tungspotenziale
— Klärung der Veränderungs- und Aufstiegsmöglichkeiten (ins-
besondere in der Weiterentwicklung des Führungskräftenach-
wuchses im mittleren Management)
— Darstellung der kurz- und mittelfristigen Fördermöglichkei-
ten durch ein Personalentwicklungskonzept im Unternehmen
— Abgleich der unternehmensseitigen Anforderungen und der
Mitarbeitervorstellungen in Bezug auf gewünschte Maßnah-
men zur Fortbildung und Aufstiegsqualifizierung
— Vereinbarung von Personalentwicklungsmaßnahmen

- **Besonderheiten**
In der Regel werden Fördergespräche im Rahmen des jährlichen
Mitarbeitergespräches und bei aktuellen Nachfolgeplanungen,
insbesondere bei Führungspositionen, durchgeführt.

- **Stolpersteine**
Bei einer fehlenden Kompetenz- und/oder Potentialanalyse wird
der Abgleich zwischen Soll- und Ist schwierig.

4.28   Pflegeanamnese-Gespräch

Wird auch als **pflegerisches Erstgespräch** bezeichnet.

■ **Worum geht es in diesem Gespräch?**

Die medizinische Anamneseerhebung dient zur Erfassung der Krankheitsvorgeschichte und der aktuellen Gesundheits- bzw. Krankheitssituation. Die Erhebung der Pflegeanamnese ist die Möglichkeit für den ersten intensiven Kontakt zwischen dem Patienten und der Pflegekraft. Ergänzend zu den medizinischen Informationen wird dem Patienten durch Informationen zur Station, zur Organisation und zum Ablauf das »Ankommen« erleichtert und pflegerelevante Informationen in Bezug auf persönliche Bedürfnisse und Ressourcen in der aktuellen Situation ermittelt. Das Aufnahmegespräch ist ein wichtiges Element des Pflegeprozesses, daher sollte dieses Gespräch zeitnah nach Aufnahme des Patienten auf der Station erfolgen.

■ **Anlass**

Pflegerisches Erstgespräch bei Aufnahme des Patienten auf Station.

■ **Ziel/e**

— Beziehungsaufbau zwischen Pflegekraft und Patient
— Sammlung pflegerelevanter Informationen zur Erstellung einer individuellen Pflegeplanung
— Dokumentation

Das Erstgespräch bietet Grundlagen zur Ermittlung von:
— Orientierung in der neuen Umgebung
— Personen- und Hintergrundinformationen bzgl. aktueller und vergangener Probleme
— Erwartungen des Patienten
— Ressourcen des Patienten
— Pflegerische Bedürfnisse
— Maßnahmenplanung

■ **Inhalt/Struktur/Durchführung**

Die Erhebung erfolgt in der Regel über ein Erhebungsformular, welches im Gespräch mit dem Patienten durch die Pflegekraft ausgefüllt wird.
— Den Zeitbedarf für das Pflegegespräch berücksichtigen (im Arbeitsalltag meist nicht einfach zu realisieren!)

4

— Auf den Gesprächspartner einstellen (z. B. bei Patienten mit Sprachbarrieren, bei kognitiven Defiziten)
— Eine einfache, verständliche Wortwahl, kurze Sätze (»Laiensprache«)
— Die ausschließliche Verwendung von medizinischer Terminologie vermeiden
— Stellen von offenen und geschlossenen Fragen, um einen größtmöglichen Informationsgewinn zu haben
— Langsam und deutlich sprechen
— Verniedlichungen und automatisches Duzen vermeiden
— Rückfragen zulassen
— Auf Wunsch Angehörige/Eltern oder Betreuungspersonen einbeziehen

■ **Besonderheiten**
Das Gespräch sollte in einem geschützten Rahmen stattfinden, um eine vertrauliche Gesprächsbasis zu schaffen. So sind z. B. Patienten in einem Mehrbettzimmer deutlich gehemmter, wenn die Mitpatienten ebenfalls zuhören.

■ **Stolpersteine**
— Den Patienten nicht ernst nehmen
— Das Gespräch unter Zeitdruck führen (Zeitdruck wird von den Patienten wahrgenommen und stört den Aufbaue einer Vertrauensbasis)
— Die Fragen des Patienten ignorieren
— Die Fragen des Anamnesebogens »runterleiern« und Monologe halten
— Die Würde und Intimsphäre des Patienten nicht beachten
— Sog. Killerphrasen einsetzen, wie z. B. »Das machen wir hier immer so«, »Das verstehen Sie sowieso nicht als Laie«

■ **Praxistipp**
Anwendung eines strukturierten Pflegeanamnese-Erhebungsbogen zur Erstellung einer Pflegeplanung, bzw. elektronische Medien zur Dokumentation. Ggf. kommen auch spezielle Assessment-Instrumente zur Anwendung. Austausch von medizinischer und pflegerischer Anamnese, um redundante Befragungen zu vermeiden und allen beteiligten Berufsgruppen eine umfängliche Informationssammlung zur Verfügung zu stellen.

4.29 Pflegevisitengespräch

■ **Worum geht es in diesem Gespräch?**

Das Pflegevisitengespräch ist eine Gesprächssituation im Rahmen der Pflegevisite (Visite, lat. *visitare* =besuchen).

■ **Anlass**

Die Pflegevisite dient der fachlichen Weiterentwicklung und ist ein Instrument der Kommunikation im Pflegeprozess und für die Qualitätsentwicklung in der Pflege.

■ **Ziel/e**
— Die Weiterentwicklung der pflegerischen Expertise in der Patientenversorgung
— Die Unterstützung des einheitlichen Pflegeverständnisses auf Station
— Die Sicherung des vereinbarten Pflegekonzeptes (z. B. Primary Nursing)
— Die Förderung der Kommunikation mit den Patienten
— Die Förderung der Kommunikation im Team

■ **Inhalt**

Pflegerelevante Themen.

■ **Struktur/Durchführung**

Im Rahmen der Pflegevisite können unterschiedliche Gesprächstechniken zum Einsatz kommen. Aktives Zuhören (wiederholende Zusammenfassung) stellt sicher, ob die Pflegekraft das Gesagte richtig verstanden hat, z. B. »Ich höre heraus, dass Sie mit … nicht zufrieden sind«. Die Kontaktaufnahme zum Gesprächseinstieg erfolgt in der Regel mit einer Begrüßung und z. B. mit der Frage »Wie geht es Ihnen?« oder mit einer Frage zum direkten Patientenumfeld am Bett, z. B. einem Bild oder einem Buch. Dem Patienten wird der Anlass des »Besuches« vorgestellt.

Die Kernelemente der Pflegevisite in Bezug auf pflegerelevante Aspekte ist die Rückschau auf den Patientenzustand (was ist die Ausgangssituation (Diagnose), wo lagen die Probleme, was stellt sich die Entwicklung der Problemfelder dar), die Betrachtung der Ist-Situation (mit Darstellung aus Patientensicht und Darstellung der Pflegekräfte) und der Ausblick auf den weiteren Pflegeablauf. Durch aktives Zuhören werden Anmerkungen, Emotionen und Änderungswünsche des Patienten wahrgenommen und durch ein Feedback des Pflegeteams in die abschließende Zielformulierung/

Zielvereinbarung einbezogen. Das Pflegevisitengespräch wird durch eine Verabschiedung beendet.

> ❯ **Im Pflegevisitengespräch die nonverbalen Kommunikationssignale der Körpersprache des Patienten und der Pflegekraft mit bedenken (z. B. Körperhaltung, Mimik, Blickkontakt)**

- **Besonderheiten**

Die (passive) Teilnahme der Führungskraft in Form einer teilnehmenden Beobachtung an der Pflegevisite ermöglicht die Wahrnehmung der Führungsverantwortung bzgl. Überprüfung der Ergebnisqualität. Auffälligkeiten werden nach der Pflegevisite besprochen. Die Pflegevisite wird oftmals in hausintern definierten Zeitintervallen durchgeführt, z. B. einmal in der Woche.

- **Stolpersteine**

Austragung von Meinungsverschiedenheiten im Team oder internen Problemen vor dem Patienten. Die Pflegevisite ist keine Übergabe.

- **Praxistipp**

Information der am Behandlungsprozess beteiligten Berufsgruppen über die Implementierung der Pflegevisite, um Unterbrechungen während der Durchführung zu vermeiden.

4.30 Präsentation

- **Worum geht es in dieser Situation?**

Eine Präsentation (lat. *presentare* = darstellen, darbieten) ist eine zielgerichtete Aufbereitung von Informationen/Fakten zur Darstellung für eine bestimmte Zielgruppe.

- **Anlass**

Beispielsweise im Rahmen eines Gespräches, einer Besprechung oder im Rahmen eines Vortrags oder einer Posterpräsentation.

- **Ziel/e**

Veranschaulichung komplexer Sachverhalte (Daten-Zahlen-Fakten), Informations- und Wissensvermittlung.

- **Inhalt/Struktur/Durchführung**

Der Inhalt richtet sich nach dem jeweiligen Thema. Unterschieden werden Planung, Vorbereitung (organisatorisch und inhaltlich) und Durchführung.

- **Besonderheiten**

Für Präsentationen hat eine Vorbereitung (z. B. Wer sind die Teilnehmer? Wie sind die räumlichen Bedingungen in Bezug auf Größe, Akustik, Beleuchtung und Medienausstattung? Was möchte ich mit meiner Präsentation aussagen? Welcher Zeitrahmen steht mir zur Verfügung? Werde ich diese Zeit einhalten?) einen ebenfalls hohen Stellenwert und vermittelt dem Vortragenden Sicherheit. Die Überprüfung der Präsentation im Medien-Check ist wichtig um, sicher zu wissen, dass technisch alles so präsentiert wird wie beabsichtigt.

- **Stolpersteine (Beispiele)**
- Zu viel Text auf den Präsentationsfolien
- Der Vortragende liest den kompletten Text vor
- Eine optische Überfrachtung durch Farb-, Schrift- und Effektvielfalt (Animationen)
- Nicht adressatengerechte Kommunikation
- Das Nichteinhalten der Sprechzeit und »Überblättern« vorhandener Folien im Schnelldurchlauf
- Zu schnelles Sprechen
- Die Vermeidung von Blickkontakt zum Auditorium

- **Praxistipp**

Präsentationen im Rahmen der Mitarbeiterbesprechung üben und sich ein Feedback von den Kollegen einholen.

4.31 Probezeitgespräch

- **Worum geht es in diesem Gespräch?**

Die Probezeit ist eine »Kennenlernphase« zwischen Unternehmen bzw. dem zukünftigen Einsatzbereich und dem Mitarbeiter.

- **Anlass**

Ein wichtiger Baustein für den unternehmerischen Erfolg ist die Rekrutierung von geeigneten Mitarbeitern.

- **Ziel/e**

Den richtigen Mitarbeiter zum richtigen Zeitpunkt für die richtige Position finden und an das Unternehmen binden.

- **Inhalt**

Kernelemente des Probezeitgespräches ist der Abgleich der Sichtweisen des Mitarbeiters und des Vorgesetzten in Bezug auf Leistungserreichung, Zielerreichung und Eignung.

- **Struktur/Durchführung**

Um das Gespräch effektiver und zielorientierter führen zu können, ist es wichtig, zuerst die Sichtweise des Mitarbeiters zu hören.

- **Besonderheiten**

In Kombination mit einem Einarbeitungskonzept, Zielvorgaben, regelmäßigen Rückmeldungsgesprächen (Feedback) und Erfolgskontrollen für vereinbarte Meilensteine sollten Probezeitgespräche ein fester Bestandteil von Mitarbeitergesprächen in der Probezeit sein, um eine »Zwischenbilanz« zu ziehen. Aus dieser Bilanz ergeben sich folgende mögliche Handlungsfelder:

- **Verlängerung der Probezeit**

  Im Probezeitgespräch bzgl. einer evtl. Probezeitverlängerung werden Erwartungen und Zielsetzungen nochmals verdeutlicht und die Sichtweisen des Arbeitgebers und des Mitarbeiters dazu gehört. Hauptinhalt ist die Betrachtung von Optimierungsmöglichkeiten von bislang nicht erreichten Zielen, die für die Notwendigkeit einer Verlängerung ausschlaggebend sind.

- **Gefährdung der Probezeit**

  Ergibt das Probezeitgespräch, dass die Probezeit gefährdet ist, müssen die Ursachen (Fakten) klar benannt und konkrete und messbare Maßnahmen (Maßnahmenkatalog) definiert werden, um das Bestehen der Probezeit dennoch zu erreichen.

— **Beendigung der Probezeit**

Das Arbeitsrecht regelt im BGB § 622, Abs. 3 die Kündigungsfrist während der Probezeit. Der Gesetzestext lautet: »Während einer vereinbarten Probezeit, längstens für die Dauer von 6 Monaten, kann das Arbeitsverhältnis mit einer Frist von 2 Wochen gekündigt werden.« Diese Regelung gilt dabei für den Arbeitgeber und den Arbeitnehmer.

■ **Stolpersteine**

Im Prozeitgespräch muss sich (glaubwürdig) erkennen lassen, dass der Mitarbeiter im Unternehmen bleiben möchte, die Schwachstellen gezielt angehen will und aufzeigt, welche Maßnahmen helfen sollen, um sein Leistungsergebnis zu verbessern.

■ **Praxistipp**

Die Führungskraft sollte im Rahmen der Probezeitgespräche, insbesondere bei Beendigung der Probezeit, die Fakten deutlich und sachlich benennen, warum eine Übernahme in eine Festanstellung scheitert.

4.32   Problemlösungsgespräch

Siehe auch unter Kritikgespräch (▶ Abschn. 4.22). Die Anlässe und die Gesprächsstruktur werden in der Praxis unter dem Begriff Kritik- bzw. Problemlösungsgespräch zusammengefasst.

- **Worum geht es in diesem Gespräch?**

Im Fokus dieses Mitarbeitergespräches steht die Beendigung der Konflikt- bzw. Problemsituation nach Identifikation der Ursache (n) und die Verbesserung der Arbeits- bzw. Teamsituation. Die Initiierung des Gespräches kann von der Führungskraft erfolgen oder durch den Mitarbeiter (hier meistens mit primärem Wunsch nach Beratung).

- **Anlass**

Das Problemlösungsgespräch ergründet die Problemursachen und motiviert zur selbstständigen Lösungsfindung.

- **Ziel/e**
  - Abgleich Soll-Ist-Status der Arbeitsaufgabe
  - Analyse der Problemursache
  - Identifikation möglicher Schwachstellen/auslösender Faktoren
  - Gemeinsame einvernehmliche Lösungsfindung zur Problembewältigung
  - Ggf. Ableitung von alternativen Arbeitsstrategien

- **Inhalt/Struktur/Durchführung**
  - Einstieg in das Gespräch (Ziel benennen)
  - Problemvorstellung
  - Soll-Ist-Abgleich
  - Ursachen für die Problementstehung analysieren
  - Lösungen entwickeln
  - Einen Maßnahmen- und Aktivitätenplan erstellen
  - Gesprächsabschluss

Der Gesprächsstil, insbesondere nach einem Fehlverhalten, ist anteilig direktiv, d. h., der Gesprächsführende lenkt und strukturiert das Gespräch.
  - Die Durchführung beinhaltet eine sachliche Darstellung des Fehlverhaltens mit seinen Konsequenzen
  - Ursachensuche durch gezielte Befragung des Mitarbeiters

- Schilderung des Mitarbeiters zum Gesprächsanlass
- Eindeutige Ansage der erwarteten Korrekturmaßnahmen zur Verhaltensänderung und Angebot von Unterstützung
- Vereinbarung von Folgegesprächen (in den Folgegesprächen kann bei Wiederholung die arbeitsrechtliche Konsequenz der Abmahnung aufgezeigt werden)

■ **Besonderheiten**

Je detaillierter die Maßnahmen zur Problemlösung festgelegt werden, desto selbstständiger kann der Mitarbeiter die Maßnahmen umsetzen.

■ **Stolpersteine**

- Es fehlt ein gemeinsames Problemverständnis
- Das vorgetragene Problem wird von der Führungskraft nicht ernst genommen
- Der Mitarbeiter wird nach dem Gespräch nicht mehr durch die Führungskraft begleitet
- Die Lösung wird durch die Führungskraft vorgegeben (»damit es schneller geht«), damit werden die Ideen des Mitarbeiters und die Identifikation mit der Lösungsfindung blockiert

■ **Praxistipp**

Abgleich des Problemverständnisses zwischen Führungskraft und Mitarbeiter, um eine Gesprächsbasis zu schaffen (»Verstehen wir beide das Problem gleich?«).

4.33   Selbstgespräch

- **Worum geht es in diesem Gespräch?**

Das Selbstgespräch ist eine Form im Kommunikationsprozess, bei der eine Person mit sich selbst spricht (Autokommunikation), d. h. Sender und Empfänger sind dieselbe Person.

- **Anlass**

Gespräche mit sich selbst dienen der Selbstorganisation, der Selbstmotivation (insbesondere im Sport) und z. B. auch als Übung für eine Gesprächs-, Vortrags- oder Präsentationsvorbereitung. Dieser innere Dialog kann helfen, die eigene Leistung und Gefühle positiv oder negativ zu beeinflussen.

- **Ziel/e**
  - Simulation sozialer Interaktionen, z. B. als Vorbereitung für eine anstehende Gesprächssituation (»im Kopf durchspielen«)
  - Steigerung der Selbstmotivation (z. B. im Wettkampfsport)
  - Stressabbau
  - Ventil für Emotionen (z. B. Abbau von Aggressionen)

- **Inhalt/Struktur/Durchführung**

Selbstgespräche unterliegen keiner festen inhaltlichen Struktur, sondern erfolgen intuitiv (siehe Anlass) und können stumm oder nach außen orientiert erfolgen.

- **Besonderheiten**

Möglichst keine negativen Formulierungen wählen, z. B. »Das kann ich ja doch nicht«, »Das klappt nie«, da diese den Gesamtkontext des inneren Dialoges negativ beeinflussen.

- **Stolpersteine**

Verdrängen die Selbstgespräche die soziale Kommunikation oder sind die Inhalte der Selbstgespräche überwiegend negativ belegt, kann dies mit Krankheitsanzeichen zusammenhängen (z. B. bei Depressionen, pathologische Angststörungen).

- **Praxistipp**

Der innere Dialog ist ein ideales Instrument, um sich z. B. auf zu führende Mitarbeitergespräche oder geplante Präsentationen vorzubereiten (»Situation durchspielen«).

4.34 Suchtproblematik, Mitarbeitergespräch

- **Worum geht es in diesem Gespräch?**

Die Leistungsfähigkeit und das Verhalten von Mitarbeitern werden durch den gewohnheitsmäßigen Konsum von Alkohol und Drogen beeinflusst. Die körperlichen und geistigen Beeinträchtigungen können zu einer Selbst- und/oder Patientengefährdung führen. Im Rahmen der Fürsorgepflicht und zur Gewährleistung einer sicheren Patientenversorgung steht die Führungskraft bei Kenntnis einer Suchtproblematik in der Pflicht, Folgeschäden vom Mitarbeiter und von den Patienten abzuwenden.

- **Anlass**

In der Regel entwickelt sich der Alkohol- und/oder Drogenmissbrauch langsam. Bei erkannten Auffälligkeiten in Bezug auf Leistung und Verhalten (z. B. häufige Fehltage, Abnahme des Engagements mit Fehlerzunahme, Vergessen von Arbeitsaufträgen oder Terminen, häufiges Zuspätkommen, Auffälligkeiten im Medikamentenbestand, Fahrigkeit, Abnahme der körperlichen Belastungsfähigkeit, Verlangsamung im Denken oder Schwitzen) entsteht der Verdacht auf Alkohol- und/oder Drogenkonsum. Die Führungskraft ist gefordert, den Mitarbeiter auf den Verdacht anzusprechen.

- **Ziel/e**
- Frühzeitiges Erkennen der Alkohol- und/oder Drogenproblematik
- Risiken, Gefahren und Konsequenzen für den Mitarbeiter aufzeigen
- Die Sicherung der Leistungsfähigkeit des Mitarbeiters
- Hilfestellungen und Einbezug der krankenhausinternen Ansprechpartner zum Thema Sucht
- Arbeitsplatzsicherung
- Betriebliche Wiedereingliederung

- **Inhalt/Struktur/Durchführung**

In den meisten Krankenhäusern besteht ein Mehrstufenplan für einen strukturierten und professionellen Umgang mit Alkohol- und Drogensucht. Die Gesprächsführung orientiert sich am Ablauf und inhaltlich am Disziplinargespräch.

■   **Stufenweises Vorgehen bei suchtbedingten Auffälligkeiten**

Stufe 1 (1. Gespräch)

Vertrauliches Mitarbeitergespräch bei Auffälligkeiten und Rückmeldung zu Vermutungen. Das Gespräch erfolgt zwischen Führungskraft und Mitarbeiter ohne arbeitsrechtliche Konsequenzen.

- Der Mitarbeiter wird mit den Auffälligkeiten konfrontiert. Es wird durch die Führungskraft verdeutlicht, dass ein Zusammenhang mit einem Suchtmittelmissbrauch gesehen wird.
- Der Mitarbeiter wird zu einer Verhaltensänderung aufgefordert. Es erfolgt der Hinweis auf betriebliche Hilfsangebote und Kontaktmöglichkeiten (z. B. betriebsärztlicher Dienst, Suchtbeauftragte).
- Es erfolgt der Hinweis auf weitere Stufen der Gesprächsführung, wenn es zu weiteren Auffälligkeiten kommt.
- Das Gespräch wird protokolliert und verbleibt bei der Führungskraft.

Stufe 2 (2. Gespräch)

Kommt zu weiteren Auffälligkeiten findet das 2. Gespräch als Folgegespräch, ergänzend mit der Teilnahme der Suchtbeauftragten/Suchtberater, statt.

- Dem Mitarbeiter werden erneut die Auffälligkeiten aufgezeigt.
- Es erfolgt explizit die Aufforderung, interne und/oder externe Hilfsangebote anzunehmen (z. B. eine Suchtberatung bzw. Durchführung einer ambulanten oder stationären Therapiemaßnahme).
- Es erfolgt der Hinweis auf eine weitere Gesprächsstufe mit erweitertem Teilnehmerkreis, falls sich das Suchtverhalten nicht verändert.
- Ergänzend wird über weitere Stufen und mögliche arbeitsrechtliche Konsequenzen in Bezug auf das suchtbedingtes Fehlverhalten informiert.
- Über dieses Gespräch wird ein Protokoll erstellt und der Personalakte beigefügt.

Stufe 3 (3. Gespräch)

Kommt es weiterhin zu Auffälligkeiten in Zusammenhang mit der Suchtproblematik mit Fehlverhalten, wird die Personalabteilung einbezogen und die erste arbeitsrechtliche Konsequenz ausgesprochen. In der 3. Stufe wird der Teilnehmerkreis erweitert (Mitarbeiter, Führungskraft, Suchtbeauftragte/Suchtberater, ein

Mitglied der Arbeitnehmervertretung, ein Vertreter der Personalabteilung, der Betriebsarzt, ggf. der Schwerbehindertenvertreter, ggf. der Gleichstellungsbeauftragte).

- In diesem Gespräch werden die weiteren Auffälligkeiten vorgestellt und die internen und externen Hilfsangebote aufgezeigt. Der Mitarbeiter wird aufgefordert, konkrete Maßnahmen zu ergreifen und erfolgreich durchzuführen.
- Es erfolgt die Information über weitere Stufen, falls das Verhalten nicht verändert wird.
- Dem Betroffenen wird die 1. Abmahnung ausgesprochen und der Hinweis auf die Konsequenz einer 2. Abmahnung bei erneuten Auffälligkeiten dargestellt.
- Das Gesprächsprotokoll wird durch die Personalabteilung erstellt und in der Personalakte hinterlegt.

Stufe 4 (4. Gespräch)

Bestehen weiterhin suchtbedingte Auffälligkeiten mit Fehlverhalten, findet ein 4. Gespräch mit Teilnahme der Personen aus dem 3. Gespräch statt. Und die zweite arbeitsrechtliche Konsequenz ausgesprochen.

- Der Mitarbeiter erhält die 2. Abmahnung und die Ankündigung der Kündigung als Folge bei Nichtannahme eines konkreten Hilfsangebotes, z. B. einer Entziehungskur.
- Das Protokoll wird durch die Personalabteilung erstellt und der Personalakte beigefügt.

Stufe 5 (5. Gespräch)

In diesem Gespräch unter Teilnahme der Personen aus Stufe 3 wird bei andauernden Auffälligkeiten festgestellt, dass alle Angebote des Arbeitgebers im Rahmen der Fürsorgepflicht zu keinem Erfolg geführt haben.

- Die in Stufe 4 kommunizierte Konsequenz wird umgesetzt und die Kündigung ausgesprochen.
- Dem Betroffenen werden Möglichkeiten der Wiedereinstellung nach erfolgreich absolvierter Therapie genannt.
- Über dieses Gespräch wird von der Personalabteilung ein Protokoll angefertigt und der Personalakte beigefügt.

Wiedereingliederung

Die Möglichkeit zur Wiedereingliederung nach erfolgreich abgeschlossener therapeutischer Maßnahmen und Suchtentwöhnung wird angeboten.

4

■ **Besonderheiten**

Die betroffenen Mitarbeiter zeigen unterschiedliche Reaktionen auf die »Entdeckung« ihrer Suchtproblematik. Die Reaktion im Team ist ebenfalls unterschiedlich und oftmals wird das Thema aus Angst oder Unkenntnis lange »totgeschwiegen«. Je frühere die Situation erkannt und thematisiert wird, desto möglicher ist eine Verhaltensänderung des Mitarbeiters.

■ **Stolpersteine**

Duldung und Verschleierung der Suchtproblematik durch das Team (wird im Schadensfall von Versicherungsträgern als »Mitschuld« gesehen).

■ **Praxistipp**

Etablierung einer verbindlichen Dienstvereinbarung mit Festlegung der einzelnen Schritte und Gesprächsstufen, auch in Hinblick auf weiterreichende arbeitsrechtliche Konsequenzen (Disziplinargespräch ► Abschn. 4.12). Der Stufenplan sollte immer dann umgesetzt werden, wenn Verhaltensauffälligkeiten und Fehlleistungen in Zusammenhang mit einem Alkohol- und/oder Drogenmissbrauch gesehen wird.

4.35 Supervision

- **Worum geht es in dieser Gesprächssituation?**

Supervision (lat. *supra* = oben; *videre* = sehen), »von oben sehen«. Supervision und Coaching stellen eine spezifische Form der Kommunikation und nicht nur Beratung dar. Der Schwerpunkt liegt auf personalen und organisationsbezogenen Interaktions- und Kommunikationsprozessen.

Unterschieden werden z. B.:

Einzelsupervision

- In der Einzelsupervision bespricht der Teilnehmer seine aktuelle berufliche Situation im Einzelgespräch mit einem Supervisor. Inhaltlich liegen die Schwerpunkte auf dem persönlichen Erleben der beruflichen Situation, aber auch auf Vorstellungen, Erwartungen und z. B. emotionale Störfaktoren.

Fallbezogene Supervision

- Die Fallsupervision findet in der Regel auf Station statt. Der Teilnehmerkreis setzt sich zusammen aus den Mitgliedern der Berufsgruppen, die am Behandlungsprozess beteiligt sind. Besprochen werden Besonderheiten und/oder besondere belastende Situationen in Zusammenhang mit einem bestimmten Patienten (»Fall«), um den weiteren Umgang zu besprechen. Bei der Fallsupervision hat jeder Teilnehmer die Möglichkeit, über Konflikte und eigene Empfindungen zu sprechen. Die fallbezogene Supervision wird z. B. auf Intensivstationen durchgeführt, wenn es um unterschiedliche Einstellungen zum Thema Intensivtherapie und Therapieabbruch geht oder bei Langzeitpatienten intensive Beziehungen zu Belastungssituationen führen.

Teamsupervision

- Der häufigste Grund für eine Teamsupervision ist die Unterstützung der Teamentwicklung.

> **Supervisor** = diejenige Person, die eine Supervision durchführt (moderiert), **Supervisand/en** = der/die Teilnehmer an einer Supervision.

- **Anlass**

Supervision und Coaching sind die bekanntesten konzeptionellen Grundlagen für die Beratung von Personen in ihren beruflichen Rollen und Positionen. Durch Supervision können veränderungs- und Entwicklungsprozesse begleitet und unterstützt werden.

- **Ziel/e**

Zentrales Element des Beratungsprozesses ist die Reflexion, Klärung und Weiterentwicklung des beruflichen Handelns durch Einsatz und Entwicklung eigener Ressourcen.

- **Inhalt**

Die Inhalte beziehen sich auf die Arbeit, die unterschiedlichen Rollen/Rollenverständnis/Rollenerwartung, die Zusammenarbeit im therapeutischen Team, interpersonelle Problemfelder, Führungsprobleme, Störfelder durch Organisationsveränderungen, neue Mitarbeiter, ein Wechsel der Führungskraft, Patientenbeziehungen, Patientensituationen etc.

- **Struktur/Durchführung**

Supervision und Coaching kann als Einzel- oder als Gruppengespräch (Teamgespräch) stattfinden. Mit dem Supervisor werden abschließend Ziele vereinbart.

- **Besonderheiten**

Der Supervisor hat die Funktion eines Moderators (Moderation) und muss die einzelnen Gesprächsteilnehmer beobachten, ob sie nur teilnehmen oder für sich aus der Supervision einen Nutzen ziehen können.

- **Stolpersteine**

Eine fehlende Struktur kann zu einem Themenexkurs führen.

- **Praxistipp**

In besonders belastenden Situationen, bei Organisationsveränderungen und als Teamentwicklungsmaßnahme sollte die Supervision regelhaft erfolgen und durch einen externen Moderator stattfinden, um eine vertrauensbasierte, offene Arbeitsgrundlage zu haben.

4.36 Telefongespräch

- **Worum geht es in dieser Gesprächssituation?**

Das Telefongespräch (von der Annahme des Anrufes bis zum Beenden der Verbindung) gilt als »Visitenkarte« und beinhaltet zahlreiche Facetten einer professionellen Kommunikation. Die Kundenorientierung am Telefon, auch bei Beschwerdeinhalten ist ein wichtiges Kriterium, vor allem in Bezug auf das Image eines Krankenhauses.

> Mit einer kundenorientierten Grundhaltung und geeigneten Gesprächstechniken wird das Unternehmen am Telefon professionell repräsentiert und hat eine nicht zu unterschätzende Außenwirkung (»Visitenkarte«).

- **Anlass/Ziel/e**

Telefonieren ermöglicht die direkte Kommunikation (Informationsübermittlung) zwischen Menschen über Entfernungen.

- **Inhalt/Struktur/Durchführung**
- Annahme des Telefongesprächs mit einer Begrüßungsformel, z. B. »Guten Morgen« oder »Guten Tag«
- Name des Krankenhauses/ Funktionsbereich/Station
- Nennung des persönlichen Namens
- »Was kann ich für Sie tun?«

Die Struktur kann auch durch das Unternehmen im Sinne der Corporate Identity (CI) vorgeben werden.

- **Besonderheiten**
- Da nonverbale Signale der Kommunikation entfallen, liegt der Fokus auf der Stimme (so kann z. B. der Klang der Stimme angenehme oder unangenehme Assoziationen auslösen). Stimme und Ton können also wirksam eingesetzt werden!
- Das Gesprächsverhalten ist nicht objektiv beurteilbar, da nicht bekannt ist, in welcher psychischen/physischen Gesamtsituation z. B. der Anrufende ist. Ohne Sichtkontakt ist die Gefühlsebene bei beiden Gesprächspartnern stark angesprochen.

— Die eigene »Stimmung« beeinflusst oftmals das Telefongespräch (z. B. Stress, Einflüsse des Arbeitsumfeldes, Grund-
  haltung zur Aufgabe, Ausprägung der Kundenorientierung,
  Unsicherheit, gesundheitliche Befindlichkeiten oder private
  Probleme)

- **Stolpersteine**
— Aktives Zuhören und Ausredenlassen ist beim Telefonge-
  spräch extrem wichtig
— Daran denken, dass bei einer bestehenden Telefonverbindung
  der Anrufer ggf. alle Äußerungen und Nebengeräusche im
  Hintergrund mithören kann!

- **Praxistipp**
In Kommunikationstrainings werden folgende Empfehlungen für
Telefonkommunikation vermittelt:
— Zeitnahe Reaktion auf eingehende Anrufe (max. dreimal
  klingeln lassen)
— Während des Telefongespräches keine »Nebenbei-Tätigkei-
  ten«, wie z. B. Arbeiten an der PC Tastatur, Essen und Trin-
  ken, Hörer zwischen Ohr und Schulter einklemmen (besser:
  Headset), Nebengeräusche
— Festlegung einer standardisierte Annahme innerhalb des
  Krankenhauses (Corporate Identity) von eingehenden Anru-
  fen (z. B. Nennung des Krankenhauses, des eigenen Namens,
  ggf. einleitende Frage »Wie kann ich Ihnen helfen?«, »Was
  kann ich für Sie tun?« = Serviceorientierung)
— Killerphrasen wie »Da bin ich nicht zuständig« vermeiden
— Bitte und Danke
— Während des Telefonkontakts den Anrufer mit Namen
  ansprechen, verabschieden, weiterleiten
— Verabschiedungsformel (z. B. »Vielen Dank für Ihren
  Anruf«)
— Hausinterne standardisierte Dokumentation der eingehen-
  den Anrufe, z. B. Name, Kontaktdaten, Grund des Anrufes,
  Datum/Uhrzeit, Stichworte für Vereinbarungen (z. B. Rück-
  rufabsprache, Name des Mitarbeiters, der das Gespräch an-
  genommen hat)
— Wortwahl und Inhalte des Telefongesprächs (vor allem im
  Rahmen von Beschwerdeinhalten) nicht persönlich nehmen

- Keine Schuldzuweisungen formulieren (z. B. »Die Station X ist ja immer schlecht organisiert«)
- Bei Beschwerden nicht bagatellisieren, »abwiegeln« oder gar zustimmen (z. B. »Ja da gebe ich Ihnen Recht, dass läuft in der Abteilung immer so schlecht«, »Herr Dr. X ruft sowieso nie zurück«)
- Stellungnahme abgeben, ohne den Sachverhalt zu kennen
- Wortwahl positiv formulieren (z. B. statt »Ich werde Ihre Beschwerde weiterleiten – »Ihr Anliegen wird …«)

- **Mögliche Inhalte für eine Schulungsmaßnahme**

Für Mitarbeiter in Krankenhaus-Telefonzentralen oder an Arbeitsplätzen mit telefonischen Kundenkontakten (interne Krankenhaus Call-Center) ist die Vorbereitung auf diese Aufgabe wichtig. Schulungsmaßnahmen können folgende Themen beinhalten (Beispiele):

- Unternehmensphilosophie
- Stellenwert der Kundenorientierung
- Grundlagen und Stellenwert des Telefonarbeitsplatzes
- Sicherheit und »Umgangsformen« am Telefon (z. B. auch professionelle Gesprächsführung mit »schwierigen« Kunden bei Beschwerden, Emotionen)
- Methoden zur Stressbewältigung am Telefonarbeitsplatz

4

4.37 Übergabe

- **Worum geht es in dieser Gesprächssituation?**

Die Übergabe (auch als Dienstübergabe bezeichnet) ist ein Instrument der Informationsweitergabe im Pflegeprozess und stellt eine wichtige Strukturkomponente in der Abbildung der Pflegequalität dar. Die Dienstübergabe ist ein mündlicher Informationstransfer zwischen den Mitarbeitern der Früh-, Spät- und Nachtschicht bzw. anderen Dienstformen.

- **Anlass**

Für eine erfolgreiche Pflege und ärztliche Behandlung ist ein kontinuierlicher Informationsfluss zwischen allen an der Patientenversorgung Beteiligten relevant.

- **Ziel/e**

Vermittlung relevanter Informationen über die Patienten und das Arbeitsumfeld zwischen den Schichten.

- **Inhalt/Struktur/Durchführung**

Die Übergabe erfolgt regelhaft zwischen den Schichtwechseln. Die übergebende Pflegekraft entscheidet selbst über die Inhalte und Güte der Informationen an die Folgeschicht. Die Übergabe:
- kann mündlich und/oder schriftlich erfolgen,
- direkt am Patientenbett durchgeführt werden (z. B. in der Intensivpflege obligat) und
- über die elektronische Patientendokumentation abgerufen werden.

- **Besonderheiten**

Die Einschätzung der Informationsrelevanz bei einer nicht strukturierten Übergabe, z. B. im Stationszimmer ist subjektiv, der Patient wird nicht einbezogen.

- **Stolpersteine**

Eine fehlende Struktur (Welche relevanten Informationen müssen weitergegeben werden?) führt zu einem nicht realistischen Zeitbedarf für die Übergabe. Die Übergabe kann die unterschiedlichen Qualifikationen auf der Station unter dem Aspekt der immer knapper werdenden Zeit- und Personalressourcen mitunter nicht adressatengerecht erreichen.

- **Praxistipp**

In der Praxis hat sich eine Standardisierung der Übergabe in Bezug auf Form und Inhalt bewährt.

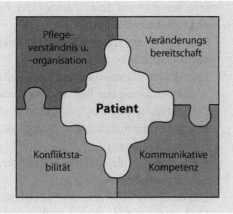

D **Abb. 4.12**   Anforderungen an das Pflegeteam für eine erfolgreiche Umsetzung der Übergabe am Patientenbett

4.38   Übergabe(-gespräch) am Patientenbett

Die Übergabe am Patientenbett wird auch als patientennahe pflegerische Übergabe bezeichnet.

- **Worum geht es in dieser Gesprächssituation?**
Die Übergabe der relevanten Patienteninformationen erfolgt zum Schichtwechsel direkt am Patienten (gilt in der Intensivpflege als obligate Übergabeform), d. h., aus der endenden Schicht werden Informationen über Patienten an das für den Patienten verantwortliche Personal der Folgeschicht weitergegeben (**D** Abb. 4.12).

- **Anlass**
Informationsweitergabe zwischen den Schichten direkt am Patientenbett mit Einbezug des Patienten als Instrument im Rahmen des Pflegeprozesses.

- **Ziel/e**
Optimierung des Informationstransfers mit direkter Inaugenscheinnahme des Patienten und Möglichkeit, sein Befinden direkt zu beurteilen bzw. analog der Übergabe auf der Intensivstation gleichzeitig eine Kontrolle der Zu- und Ableitungen und der Medikamenten- und Infusionsapplikation durchzuführen. Außerdem:
— Informationsgewinnung und erster Eindruck über das aktuelle Patientenbefinden zu Schichtbeginn (Minimierung/ Vermeidung dezentraler »theoretischer« (»über den Patienten

sprechen statt mit dem Patienten sprechen«) Übergabeinhalte ohne Patientenkontakt

- Patienten lernen gleich »ihren« Ansprechpartner für die nächste Schicht kennen
- Interaktiver Informationsaustausch (falls möglich)
- Aktiver Einbezug von individuellen Patientenfragen
- Qualitätssicherung durch eine direkte, sichere und patienten-bezogene Informationsweitergabe sowie Überprüfung der Pflegemaßnahmen
- Förderung des Pflegeverständnisses, der Pflegequalität und der Patientenorientierung
- Erhöhung der Patienten- und Mitarbeiterzufriedenheit
- Förderung der Sicherheit des pflegerisch-fachlichen Handelns (insbesondere in Einarbeitungs- und Anleitungssituationen, sowie bei Einsatz von externem Fremdpersonal)

- **Vorteile der Übergabe am Patientenbett**
- Eine optimale Einschätzung der aktuellen Patientensituation direkt in der Übergabesituation und Gelegenheit, Fragen an die übergebende Pflegekraft zu stellen
- Eine direkte Übergabe und Kontrolle von laufenden Infusio-nen, Perfusoren etc.
- Gemeinsame vor-Ort-Kontrolle von Sonden, Kathetern und Drainagen
- Eine Sichtung der aktuellen Pflegedokumentation
- In Einarbeitungs-, Ausbildungs- und Anleitungssituationen Vermittlung von Kommunikationsstrukturen und -formen als Lernsituation

- **Inhalt/Struktur/Durchführung**
Analog zur herkömmlichen Übergabe werden bettseitig struktu-riert pflegerelevante Inhalte kommuniziert.

- **Besonderheiten**
- Es ist darauf zu achten, dass der Patient nicht das Gefühl hat, dass über seinen Kopf hinweg über ihn gesprochen wird.
- Der Patient hat die Möglichkeit, während der Übergabe Fragen zu stellen.

- **Stolpersteine**
- Verwendung von unangemessenen oder unsachlichen Bemerkungen während der Kontaktphase (»Die Oma ist dement und kriegt nichts mehr mit«, »Am Nachmittag kommt der nervige Sohn wieder zu Besuch«).
- Eine Kommunikation unter Verwendung der Fachtermini mit der Absicht, dass der Patient nicht alle mit verfolgen kann.

- **Praxistipp**

Für die praktische Umsetzung ebenfalls eine strukturierte Übergabe, bezogen auf Inhalt, Durchführung und Dauer implementieren. Angehörige können durch eine Übergabe am Patientenbett besser in die Patientenversorgung einbezogen werden und bieten ggf. ergänzende Informationen.

4.39   Willkommensgespräch

- **Worum geht es in diesem Gespräch?**

Durch das Willkommensgespräch signalisiert die Führungskraft, »Mir ist aufgefallen, dass du nicht da warst.« Diese Botschaft signalisiert zum einen Fürsorge und »Kümmern«, zu anderen wird sie bei Mitarbeitern mit motivationsbezogenen Fehlzeiten ein Kontrollgefühl vermitteln.

- **Anlass**

Abwesenheit von Mitarbeitern länger als 4 Wochen, z. B. durch:
- Urlaub
- Erkrankung
- Rehabilitationsmaßnahme
- Fort- oder Weiterbildungsmaßnahme
- Präsenzphasen im Rahmen eines Studiums
- Elternzeit
- Sonderurlaub

- **Ziel/e**
- Die Begrüßung des Mitarbeiters soll signalisieren: »Schön, dass du wieder da bist!«
- Die Informationsweitergabe an den Mitarbeiter, was sich alles in seiner Abwesenheit verändert hat (»Das ist währen deiner Abwesenheit passiert«)
- Die Reintegration in das Team

- **Inhalt/Struktur/Durchführung**
- Initial die persönliche Begrüßung des Mitarbeiters durch die Führungskraft
- Erkundigung durch die Führungskraft, wie es dem Mitarbeiter aktuell geht
- Je nach Anlass und Dauer der Abwesenheit gemeinsam Einschätzung, wie der Einstieg erfolgt
- Die Information über wichtige Veränderung im unmittelbaren Einsatzbereich, z. B. in der Organisationsstruktur, über evtl. personelle und Aufgabenveränderungen am Arbeitsplatz

- **Besonderheiten**
- Das Willkommensgespräch signalisiert Wertschätzung und Interesse an der Person, nicht nur an seiner Arbeitskraft
- Das Willkommensgespräch allein gehört nicht zu den Rückkehrgesprächen bei Fehlzeiten im Sinne des Wiedereingliederungsmanagements.

- **Stolpersteine**

Je nach Anzahl der Mitarbeiter ist es schwer, die Kultur der Willkommensgespräche zu pflegen. Findet das Willkommensgespräch nur vereinzelt statt, verkümmert das Wertschätzungsempfinden bei den Mitarbeitern und das Gespräch wird als Pflichtübung verstanden.

❯ **Mit allen Mitarbeitern nach allen Abwesenheiten sprechen.**

- **Praxistipp**

Unter den Aspekten Mitarbeiterbindung und Ausfallmanagement werden Willkommensgespräche auch nach kürzeren Abwesenheiten eingesetzt. Hier wird intern festgelegt, in welchem Umfang diese Gespräche stattfinden. Signalwirkung: Abwesenheit wird wahrgenommen.

4.40   Zielvereinbarungsgespräch (ZVG)

- **Worum geht es in diesem Gespräch?**

Das Zielvereinbarungsgespräch (ZVG), auch als Jahresgespräch oder Mitarbeiterjahresgespräch bezeichnet, ist ein jährlich stattfindendes, konstruktives und verbindliches Gespräch zwischen dem Vorgesetzten und dem Mitarbeiter auf vertraulicher Basis. Intention des Gespräches ist der Austausch über aktuelle Entwicklungen im Unternehmen und die Information über geplante Veränderungen in der Zukunft. Das Zielvereinbarungsgespräch wird in der Regel durch den Vorgesetzten initiiert, der Mitarbeiter hat jedoch das Recht ein Gespräch einzufordern.

- **Anlass**

Das Zielvereinbarungsgespräch zwischen Vorgesetzten und Mitarbeiter dient der gemeinsamen Reflexion über den vergangenen Jahres-Zeitraum und der Vereinbarung von Zielen für den kommenden, definierten Zielvereinbarungszeitraum, in der Regel ist es das folgende Kalenderjahr.

- **Nutzen des Zielvereinbarungsgespräches für den Vorgesetzten (Beispiele)**
- Stärkung der Zusammenarbeit
- Kennenlernen der Mitarbeiterinteressen und -potenziale
- Information des Mitarbeiters über Unternehmensziele allgemein und über die Weiterentwicklung im Einsatzbereich des Mitarbeiters
- Möglichkeit, ein Feedback in Bezug auf das eigene Führungsverhalten zu erhalten
- Möglichkeit, Ideen und Anregungen des Mitarbeiters aufzunehmen
- Unterstützung in der persönlichen und fachlichen Weiterentwicklung des Mitarbeiters

- **Nutzen des Zielvereinbarungsgespräches für den Mitarbeiter (Beispiele)**
- Transparenz über die Entwicklung im Unternehmen und im unmittelbaren Einsatzbereich
- Stärkung der Identifikation mit dem Unternehmen, insbesondere bei anstehende Organisationsveränderungen
- Feedback durch den Vorgesetzten in Bezug auf Zusammenarbeit, Kommunikation, Verhalten und Leistungsentwicklung

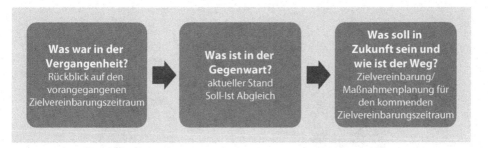

Abb. 4.13 Inhaltliche Aspekte eines Zielvereinbarungsgespräches mit Abgleich IST-SOLL für eine konkrete Maßnahmenplanung

— Chance zur eigenen Weiterentwicklung (berufliche Perspektive, »Karriereplanung«) und möglichen Übernahme von mehr Verantwortung
— Möglichkeit eigene Wünsche zu formulieren

▪ **Ziel/e**
Im Vordergrund steht die Vereinbarung von Zielen, die mit den Unternehmenszielen, den Stationszielen und den persönlichen Zielen vereinbar sind. Das Zielvereinbarungsgespräch dient der Stärkung von Motivation und Leistung der Mitarbeiter durch Übernahme von verantwortlichem Handeln und aktive Einbindung in Veränderungsprozesse (Change Management).

Für den Vorgesetzten bieten Zielvereinbarungsgespräche die Möglichkeit, Rückmeldungen über das eigene Führungsverhalten zu bekommen, aber auch Informationen über Interessen, Schwerpunkte und Potenziale des Mitarbeiters und Informationen über Veränderungen und Meinungsbilder im Team, z. B. über Belastungsempfinden durch die Arbeitssituation, durch das organisatorische Umfeld oder durch die Arbeitsplatzausstattung. Durch den offenen Dialog und den Austausch wird eine vertrauensbasierte Kooperation und Kommunikation entwickelt.

▪ **Inhalt (▪ Abb. 4.13)**

▪ **Struktur/Durchführung**
Im Rahmen des Zielvereinbarungsgespräches informiert der Vorgesetzte als Einstieg über die Unternehmensziele und die Ziele der Station bzw. des Bereiches. Folgende Punkte werden mit dem Mitarbeiter besprochen (▪ Abb. 4.14).

Sind bereits Zielvereinbarungsgespräche in der Vergangenheit erfolgt, so werden diese Protokolle und Vereinbarungen in das Gespräch mit einbezogen.

4

◻ **Abb. 4.14**   Inhalte des Zielvereinbarungsgesprächs

- **Wie werden Ziele formuliert?**

Um Ziele so zu formulieren, dass eine erfolgreiche Erreichung möglich ist, kommt die SMART-Regel zur Anwendung, in der die Kriterien für eine quantitative und qualitative Zielerreichung definiert sind. Die Ziele werden schriftlich festgehalten.

— **S** = Spezifisch (klare, eindeutige, konkret formulierte und individuell auf den Mitarbeiter abgestimmte Zielformulierung mit Berücksichtigung der Mitarbeiterqualifikation und mit der Fragestellung: Was soll erreicht werden?)

— **M** = Messbar (Belegung der Zielerreichung durch Zahlen, Daten, Fakten als nachprüfbare Parameter mit der Fragestellung: Woran und wie wird die Zielerreichung gemessen?)

— **A** = Aktiv beeinflussbar (die Zielerreichung muss durch den Mitarbeiter möglich sein, Ergebnisse werden durch den Einsatz des Mitarbeiters entwickelt)

— **R** = Realistisch (die Zielvorgabe muss für den Mitarbeiter unter den vorhandenen Rahmenbedingungen erfüllbar sein, wichtig ist der herausfordernde Charakter der Zielformulierung, eine Unter- oder Überforderungssituation gilt es zu vermeiden; die Fragestellung lautet: Ist das formulierte Ziel erreichbar?)

— **T** = Terminiert (Festlegung eines Termins bzw. von Meilensteinen, bis wann die Zielerreichung erfolgen, bzw. bis wann die Zwischenergebnisse erreicht werden sollen).

❯ **Die Zielvereinbarung gibt nicht den Weg vor und ist keine »Anordnung« des Vorgesetzten, sondern es werden zwischen dem Vorgesetzten und dem Mitarbeiter Ziele festgelegt, die in einem definierten Zeitrahmen erfüllt werden sollen. Ist der Weg bereits bekannt, werden Maßnahmen geplant/vereinbart, die für die Zielerreichung umgesetzt werden müssen.**

■ **Besonderheiten**

❯ **Um mit dem Mitarbeiter Zielvereinbarungsgespräche zu führen, ist es zwingend notwendig, dass die Führungskräfte ebenfalls ihre Ziele/Zielvereinbarungen kennen, um die Inhalte in die Gespräche mit den Mitarbeitern einfließen zu lassen (»herunter zu brechen«).**

Das Zielvereinbarungsgespräch ist kein:
— Beurteilungsgespräch für neue Mitarbeiter im Rahmen der Einarbeitung
— Probezeitgespräch
— Kritik-, Konflikt- oder Problemgespräch
— Anlass, um sich über Kollegen oder Dritte zu beschweren, es geht im Zielvereinbarungsgespräch inhaltlich um die eigene Leistung (daher ist Mitarbeiter eine eigene Vorbereitung auf das Gespräch unerlässlich (z. B. »Was habe ich im vergangenen Zeitraum besonders gut gemacht?«, »Welche Ergebnisse kann ich vorweisen?«, »An welchen Projekten habe mitgearbeitet?«, »Wie habe ich die Ziele aus dem letzten Zielvereinbarungsgespräch umgesetzt?«, »Wo habe ich noch Schulungsbedarf?«, »Wohin möchte ich mich weiterentwickeln?«, »Wo benötige ich Unterstützung und in welcher Form?«)

Die objektive Bewertung der Zielerreichung (Zielerreichungsgrad) ist wichtig, um ggf. eine anteilige leistungsorientierte Prämienzahlung zu berechnen.

■ **Umgang mit Zielabweichungen**
Werden vereinbarte Ziel nicht erreicht, muss zuerst die Ursache dafür gefunden werden. Eine Neuanpassung der Ziele sollte nur im Ausnahmefall erfolgen. Die Führungskraft ist in der Verantwortung zu prüfen, ob der Verlauf zur Zielerreichung erfolgreich ist und ob die vereinbarten Maßnahmen umgesetzt werden.

- **Das Zwischengespräch**

Im Rahmen der Zielvereinbarung wird mindestens ein Zwischengespräch geführt, um zu überprüfen, ob die Ziele noch erreichbar sind, Veränderungen der Rahmenbedingungen evtl. die Erreichung der vereinbarten Ziele behindern und wie sich der Zielerreichungsgrad entwickelt.

- **Stolpersteine**

Oftmals werden unterschiedliche Gesprächsanlässe und -inhalte im Rahmen eines Zielvereinbarungsgespräches vermischt und führen zu keinem Ergebnis. Der Zeitrahmen für ein Zielvereinbarungsgespräch liegt erfahrungsgemäß bei 1–1,5 Stunden in einem störungsfreien Gesprächsumfeld. Die Koordination der Gesprächstermine ist eine Herausforderung unter dem Aspekt der bestehenden Personalressourcen und der Anzahl der nachgeordneten Mitarbeiter mit denen ein Gespräch geführt wird.

- **Beachte**

Vor allem bei einem arbeitsvertraglichen Anspruch des Mitarbeiters auf einen sog. variablen Gehaltsanteil besteht beim Arbeitgeber die Pflicht, ein Zielvereinbarungsgespräch zu führen. Hierbei werden erwartete Arbeitsergebnisse für den Jahreszeitraum festgelegt (vereinbart) und mit finanziellen Anreizen hinterlegt sind. Die Auszahlungsbewertung ist von der Zielerreichung abhängig.

- **Zusammenarbeit mit der Arbeitnehmervertretung**

Die Implementierung von Zielvereinbarungssystemen ist mitbestimmungsfrei. Die Arbeitnehmervertretung hat jedoch das Recht (BetrVG) auf eine Unterrichtung bei Etablierung. Die Information beinhaltet folgende Schwerpunkte:

- Die Ausgestaltung des Zielvereinbarungssystems
- Überprüfung der Zielerreichung (Zielerreichungsgrad)
- Absprachen und Vereinbarungen für eine evtl. Entgeltregelung (leistungsbezogenes Vergütungssystem)
- Die Art der vereinbarten Ziele
- Die Laufzeit der Zielvereinbarungen
- Die Dokumentation und Archivierung der geführten Gespräche und Absprachen, inkl. der Ergebnisse im Hinblick auf Verhalten und Leistung

Mitbestimmungspflichtig ist vor allem die Festlegung von Bewertungskriterien für die Zielerreichung und die Ausgestaltung der hinterlegten Boni. Entsteht keine Einigung zwischen Arbeitgeber und Arbeitnehmervertretung, wird die Einigungsstelle in die Entscheidungsfindung einbezogen.

Zielvereinbarungsgespräch/ Gesprächsprotokoll	
In diesem Gesprächsprotokoll wird dokumentiert, welche gemeinsamen Ziele am .... für den Zeitraum von …..……….. bis ……………….. zwischen den Unterzeichnern vereinbart wurden.	

Mitarbeiter/in	Vorgesetzte/r
Austausch über die Arbeitssituation	
Führung und Zusammenarbeit	
Rückblick/Bewertung des Zeitraumes seit dem letzten Zielvereinbarungsgespräch bzgl. Zielerreichung	
Zielvereinbarungen	
Persönliche Ziele/Entwicklungsmaßnahmen	
Sonstiges	
Datum und Unterschriftdes Vorgesetzten	Datum und Unterschrift des Mitarbeiters ....

◘ **Abb. 4.15**   Protokollvorlage für ein Zielvereinbarungsgespräch

▪ **Praxistipp**

Als Vorbereitung zum Gespräch den Leitfaden (falls vorhanden) vorab dem Mitarbeiter aushändigen (◘ Abb. 4.15). So ist die Struktur vertraut und Fragen/Antworten können vorbereitet werden.

Führungskräfte sollten in den Grundlagen der Gesprächsführung und den Grundlagen der Anwendung von Zielvereinbarungen geschult werden.

- **Vorbereitung auf das Zielvereinbarungsgespräch (Zusammenfassung der Kernpunkte)**
  - Termin frühzeitig bekanntgeben (ermöglicht die Vorbereitung beider Gesprächspartner)
  - Schaffung einer störungsfreien, geschützten Gesprächssituation (die Dauer des Gespräches wird als Arbeitszeit bewertet)
  - Ausreichende Zeitplanung (1–1,5 Std. mit Fokussierung auf den Gesprächsanlass, Zeitdisziplin!)
  - Nutzung eines Gesprächsleitfadens zur Vorbereitung, zur Orientierung im Gesprächsablauf von beiden Gesprächspartnern und als Grundlage für ein Protokoll zur Unterstreichung der Verbindlichkeit von getroffenen Vereinbarungen

Literatur

Kanitz v.A. (2014); Feedbackgespräche, S. 31; Haufe Verlag
Mentzel W (2012); Mitarbeitergespräche; S. 117–118; Taschenguide Haufe-Verlag
Nöllke M (2003); Management - Was Führungskräfte wissen müssen; S 72; Haufe Verlag
Weidlich U (1992); Mitarbeiterbeurteilung in der Pflege; S. 39; Urban & Fischer

Serviceteil

I. Welk, *Mitarbeitergespräche in der Pflege*,
DOI 10.1007/978-3-662-48101-1, © Springer-Verlag Berlin Heidelberg 2015

Stichwortverzeichnis

Printed in the United States
By Bookmasters